名医教你育儿防病丛书

总主编　陈永辉

小儿性早熟

主　编　陈永辉

副主编　琚　玮

编　委　陈永辉　琚　玮　李瑞星　周　明
　　　　段枫阳　许　冰　蒋会莉　张　杰

中国中医药出版社

·北　京·

图书在版编目（CIP）数据

小儿性早熟 / 陈永辉主编 . —北京：中国中医药出版社，2019.3（2020.11重印）
（名医教你育儿防病丛书）

ISBN 978-7-5132-4830-3

Ⅰ.①小… Ⅱ.①陈… Ⅲ.①小儿疾病－性发育－早熟症－防治
Ⅳ.① R725.8

中国版本图书馆 CIP 数据核字（2018）第 052790 号

中国中医药出版社出版

北京经济技术开发区科创十三街 31 号院二区 8 号楼
邮政编码　100176
传真　010-64405750
河北省武强县画业有限责任公司印刷
各地新华书店经销

开本 710×1000　1/16　印张 8.25　字数 107 千字
2019 年 3 月第 1 版　2020 年 11 月第 2 次印刷
书号　ISBN 978－7－5132－4830－3

定价　49.00 元
网址　www.cptcm.com

社长热线　010-64405720
购书热线　010-89535836
维权打假　010-64405753

微信服务号　zgzyycbs
微商城网址　https://kdt.im/LIdUGr
官方微博　http://e.weibo.com/cptcm
天猫旗舰店网址　https://zgzyycbs.tmall.com

如有印装质量问题请与本社出版部联系（010-64405510）

《名医教你育儿防病丛书》
编委会

总　主　编　陈永辉

副总主编　琚　玮　王文革

编　　　委　（按姓氏笔画排序）

卫　利　　王文革　　王亚君　　王素亭

毛　改　　巩治华　　李　萌　　李瑞星

吴力群　　张　弛　　张小华　　张俊广

陈永辉　　周　明　　郑春燕　　班会会

徐丹慧　　郭　薇　　黄　莹　　黄　浩

黄　斌　　琚　玮　　霍婧伟　　露　红

前言

PREFACE

作为一名儿科医生，三十余年来我致力于儿科疾病的临床实践，亲眼目睹了许多家长面对生病宝宝的束手无策以及"病急乱投医"的做法，导致宝宝病情无改善甚至加重，最终贻误病情，令人痛心！每当这个时候，我就会萌生这样的想法：将家长培养成孩子的第一任保健医生——在日常生活中能科学育儿，积极预防疾病的发生；一旦宝宝病了，能明白是怎么回事，能简单处理，减轻孩子的痛苦，减少去医院的次数，避免过多地服用药物和过度医疗。

现阶段，"就医难，看病贵"的情况仍然存在，尤其儿科，有限的医疗资源不能满足广大患者的需求，使小儿就医显得更加困难。培养爸爸妈妈成为宝宝的家庭保健医生是一件必要且十分有意义的事情。但这需要家长付出十分的用心，相信每位爸爸妈妈都愿意并乐意为宝宝"用心"。

孟母育儿，曾三迁，我们育儿，无须周折，只要您每天用心学习一点点，宝宝就可少受病痛折磨，少去医院，少服药物。这就是我们编写此套丛书的初衷，从一个家庭保健医生的角度出发，使家长们认识了解常见的儿童疾病，掌握简单的家庭调养方法，更好地呵护生病的宝宝，预防疾病的发生。

愿此套丛书能帮助更多的家长科学育儿，使更多的宝宝开心健康成长。

陈永辉

2018 年 1 月 1 日

INTRODUCTION

随着社会的发展，近一百多年来全球儿童青春期发育普遍提前，我国儿童的青春期发育年龄也在普遍提前。"儿童性早熟"越来越成为医生和家长关注的疾病之一，是世界性公共卫生问题。我国流行病学调查显示，我国儿童性早熟发病率约为1%，在某些经济发达的城市约为3%。据近两年的门诊量统计，大约比10年前增加了三四倍。儿童性早熟问题不仅越来越严重，在我国大、中、小城市都有扩散趋势，而且出现青春期性特征孩子的年龄也越来越小。有的家长认为，儿童发育早不是毛病，然而有时孩子发育过早不仅影响身高，而且部分性早熟的病因可能是因颅内肿瘤压迫所致，若不及时处理，将会危及生命。另外，性早熟儿童心理发育和身体发育极不匹配，对日后心理健康产生长久的不良影响，由于儿童性行为提前，自控力差，极易产生各种社会问题。家长的轻率会错失孩子的治疗时机，可能会造成不可挽回的后果。也有一部分家长过于紧张，孩子到了青春前期，只要有一点生长发育就赶紧上医院，过度医疗影响孩子正常生长发育，给孩子带来不必要的伤害。作为家长，我们应该了解一些儿童性早熟的相关知识，明确它的发生原因是什么，如何正确鉴别、处理以及预防，为孩子的健康成长打下良好基础。

　　本书以问答的形式详细介绍了儿童性早熟的病因、诱因、症状表现、鉴别诊断、中西医防治方法、饮食调养、家庭护理等患儿家长所关心的问题。其内容涉及面较广，力求做到深入浅出，通俗易懂。希望本书一册在手，犹如是一位经验丰富而又不厌其烦的医生伴随在患儿家长左右。从此，家长在发现孩子青春发育时不再惊慌失措，小题大做，四处求医，也不会麻痹大意，贻误孩子的病情。

　　本书在编写过程中参阅并引用了许多相关著作及文章，恕未予以一一注明，谨向原作者致以衷心的谢忱。由于作者水平所限，书中错误、疏漏之处在所难免，敬请各位同道及广大读者批评指正。

《小儿性早熟》编委会

2018 年 5 月

目 录
CONTENTS

NO.3
我家孩子是性早熟吗

NO.4
儿童性早熟的中西医治疗方法

NO.5
孩子得了性早熟，父母是最好的保健医

小儿性早熟

NO.1

你了解小儿性早熟吗

孩子本应是天真烂漫的，是稚气的、童真的，然而越来越多的反常现象让家长的脸色逐渐凝重起来。童趣的言语不知何时已经变得老气横秋，童稚的声音不见了，取而代之的是粗哑的嗓音；小小幼女竟然开始乳房发育，甚至月经来潮；才几岁的男娃居然有成人般的生殖器，还能时常勃起……

问题出来了，家长震惊了，才开始各处求医，殊不知是他们自己不正确的爱过早地催熟了孩子，当然，生理性因素也是一个不容忽视的病因。

1 揭开儿童性早熟的真相

一位母亲自诉，她的女儿6岁9个月，身高125厘米，体重23千克，3个月前洗澡时碰到孩子乳房，孩子说有点疼，现在孩子的乳房有些隆起，乳房下有硬结，左侧较小，大约黄豆大，右侧较大一些，轻触疼痛。家长带孩子到某市儿童医院就诊，B超显示乳房发育，子宫正常。此外，孩子的雌二醇高。家长问这是性早熟吗？需要做哪些检查？

近年来，随着饮食结构的变化，孩子生理发育也普遍提前，这种现象给许多老师和家长造成了错觉，很轻易地把这类孩子归为"性早熟"。实际上，孩子生理发育提前与"性早熟"是两码事。如女孩9岁乳房发育，但她并没有来月经，这属发育偏早，不应视为性早熟。单纯从医学定义的角度来说，女孩在8岁以前乳房开始发育，10岁以前来月经，男孩在9岁以前变声有喉结、阴茎增大方可定义为性早熟。

性早熟的临床表现差异较大，在青春期前的各个年龄组都可以发病，症状发展也快慢不一，有些孩子可在性发育达一定程度后停滞一段时期再进一步发育。性早熟有真假之分。真性性早熟是内、外生殖器都提前成熟，也叫完全性性早熟，这样的孩子性发育过程遵循上述正常规律，具有生育能力。假性性早熟的患儿没有生育能力，只表现为副性征的出现，如单纯乳房提早发育、外阴生殖器发育、阴道流血等。性早熟无论真假，都可同时伴有身高和体重增长加速、骨骼成熟过快和骨骺提前融合。

2 青春期提前和性早熟究竟有着怎样的关系

在老一辈人的印象中，过去的孩子要到十三四岁才开始发育，十七八岁才开始缓长。日前，中华儿科学会发布最新中国儿童成长发育专项调查结果：中国女孩的青春期发育开始年龄平均为9.2岁，比30年前提前了3.3岁。那么，青春期提前是否就意味着性早熟了呢？青春期提前和性早熟之间究竟有着怎样的关系呢？

我们在日常的临床工作中常常会遇到一些家长由于缺乏对小儿青春期发育规律的认识，当女孩出现月经初潮，男孩出现胡须、阴毛和变声时才想到孩子是不是患了性早熟。事实上，女孩出现月经初潮，男孩出现胡须、阴毛和变声是进入青春发育后期的标志，也表明身高的快速增长期已结束，进入了减慢增长期。如果这时才来就诊，多数为时已晚，错过了治疗的最佳时机。因此，我们首先要了解青春期发育的一般规律。

青春期发育开始出现的时间个体差异很大。一般来说，对于女孩，最初出现的身体变化是乳房轻度发育，一般从10岁左右开始，随后是阴毛出现和月经初潮。月经初潮的平均年龄为13岁左右。此外，女性青春期还有骨盆逐渐宽阔，因而臀部增宽。男孩青春期发育一般较女孩晚2年左右，12岁前后睾丸开始增大，随后阴茎增大，阴囊皮肤变松、着色，阴毛、腋毛出现，接着出现胡须、喉结和变声。首次遗精的平均年龄大约为15岁。

那么，如何判断小儿是否已经开始青春期发育呢？乳房发育是女孩开始进入青春期发育的标志，在刚开始青春期发育的女孩，乳晕下可触及小的乳核。睾丸发育是男孩青春期发育的最早征象，因此，判断男孩是否开始青春期发育，首先要检查其阴囊中睾丸是否开始增大。青春期前，男孩的睾丸长径一般小于2.5厘米，如果长径大于2.5厘米，则表示男孩已开始进入青春发育期。

专家提醒

家长平时应该多关心孩子，而且心要细，观察要仔细，一旦发现女孩未到青春发育的年龄，乳房就开始增大，男孩提前出现睾丸、阴茎增大，身高增长加速，就应该及时到医院请有经验的儿科内分泌大夫诊治，以免延误最佳治疗时机。

3 目前我国儿童性早熟的发病情况

目前，由于营养的改善、家庭生活条件优越、疾病减少等因素的作用，儿童生长发育的潜力能充分地表达出来，出现了生长发育的加速趋势，身高增长，性发育及性成熟提前，这是目前我国社会经济快速发展的反映，属于正常现象。但是，人群的青春发育时间存在显著的个体差异，如果过于提前则导致性早熟。上一代或上两代人，乳房发育大多在12～13岁开始，月经初潮则大多在15～16岁出现，而这一代孩子10岁开始乳房发育，12～13岁出现月经初潮是正常的。但如果女孩在8岁以前开始乳房发育，10岁以前出现月经初潮，则要诊断为性早熟了。在整个一代人生长发育加速的趋势和背景下，这些过于提前的个体的数量也自然会相应增多，这可能是当前儿童真性性早熟发病率上升的主要因素之一。

随着时间的推移，儿童性早熟的问题越来越严重了，在中国大小城市都有扩散趋势。据调查，从 20 世纪 80 年代末到 90 年代初，中国儿童性早熟呈现逐年递增的态势。不仅如此，出现青春期性特征孩子的年龄也越来越小。我国流行病学调查显示，我国儿童性早熟发病率约为 1%，在某些经济发达的城市约为 3%。北京市儿童青少年女性青春期性征发育流行病学研究资料显示，北京市女童 8 岁前乳房开始发育的检出率为 2.91%。《上海青少年性早熟调查报告》显示，上海达到性早熟标准的孩子占青少年总人数的 3%，而 5 年前这个数字是 1%。广东省妇幼保健院内分泌科的一份调查数据也显示，广州儿童性早熟发病率已由 10 年前的 0.5% 提高至 1.3%，并有上升趋势。

专家提醒

性早熟问题越来越严重，家长应从小事做起，密切关注孩子的身体变化，做到早发现、早治疗。

4 儿童性早熟的危害

妞妞今年 7 岁了，近日妈妈给她洗澡时发现孩子乳房变大了，而且内裤上有好多分泌物。带孩子到医院检查后，医生告诉妞妞妈妈，妞妞得了性早熟。这下妈妈着急了，孩子出现性早熟，会对孩子带来怎样的影响呢？

一般来讲，性早熟可对孩子造成以下影响：

（1）个子长不高。由于骨骼发育过快，性早熟儿童的生长周期会明显缩短，没有足够时间发育，最终使其成年后的身高比一般人矮，未治疗患者最终身高可能为 1.50～1.55m。

（2）性格压抑。性早熟的孩子可能因为自己在体形、外表上与周围小伙伴不同，过早地背起沉重的思想包袱，产生自卑、恐惧和不安情绪，对日后的心理健康产生长久的不良影响。

（3）性行为提前。性早熟儿童的心理发育与身体发育极不匹配，加上患儿生理年龄小、社会阅历浅、自控能力差，容易导致其性行为提前，从而引发怀孕和性疾病传播的危险。

（4）埋藏社会隐患。性早熟的孩子身体发育很快，他们更向往模仿社会上的一些行为，比如性爱和暴力。他们也因此比一般孩子更容易发生"危险"，比如早恋、堕胎、性犯罪和自杀等社会问题。

（5）肿瘤征兆。一小部分性早熟儿童的病因可能是颅内肿瘤压迫，如果得不到及时处理，将会危及患儿生命。

专家提醒

小儿性早熟危害较大，建议家长密切关注孩子的身体变化，发现异常尽早到医院诊治。

5 真性性早熟和假性性早熟是怎么回事

瑶瑶今年 4 岁了，近日妈妈发现瑶瑶乳房内有结节，腋下有着色，下身颜色较深，怀疑瑶瑶得了性早熟，于是到某医院进行诊疗。

第 1 次 B 超检查：子宫体约 27mm×10mm，子宫颈约 20mm×13mm，

子宫前位，内膜厚约 4mm。左侧卵巢大小约 18mm×7mm，右侧卵巢大小约 19mm×13mm，双侧卵巢内未扫及明显增大卵泡回声。超声提示：子宫体积偏大。骨龄检查提前大约半年。激发试验显示正常值。诊断结果为单纯性乳房发育。

3 个月后，第 2 次 B 超检查：子宫前位，长径 19mm，厚 10mm，左右径 10mm，肌层回声均匀，宫腔线居中，内膜呈线状，宫腔内未见明显异常回声。左卵巢大小 16mm×7mm，内见直径 3.7mm 的卵泡 2 枚。右卵巢大小 14mm×10mm，内见直径 3mm 的卵泡 3 枚。CDFI：子宫附件血流显示正常。超声提示：子宫附件未见异常。

8 个月后，第 3 次 B 超检查：子宫前位，长径 25mm，厚 8mm，左右径 12mm，肌层回声均匀，内膜厚显示不清，宫腔内未见明显异常回声。左卵巢大小 11mm×11mm，右卵巢大小 13mm×9mm，双侧卵巢内探及直径 2mm 左右卵泡 3～4 枚。CDFI：子宫附件血流显示正常。双侧肾上腺区未见明显占位性回声。超声提示：子宫附件未见异常，双肾上腺区未见异常。骨龄检查结果为 6 周岁。脑垂体检查结果为垂体未见异常征象。性激素检测结果：PRL 9.11ng/mL、FSH 2.37mU/mL、LH 0.27mU/mL。

根据以上检查结果和病情发展情况，基本可以判断瑶瑶是假性性早熟。那么，真性和假性性早熟是如何区分的呢？

性早熟的概念非常广，医学上可分为三种类型，即真性性早熟（又称中枢性性早熟、GnRH 依赖性性早熟）、假性性早熟（又称外周性性早熟、非 GnRH 依赖性性早熟）以及不完全性性早熟（又称单纯性乳房早发育、部分性早熟）。

真性性早熟是由于下丘脑－垂体－性腺轴提前发动所致，其发生机理与正常情况相同，内分泌的变化和内外生殖器的发育都和正常成熟相似，伴有身高、体重加速增长，骨骼闭合提前，生长早期停止。

假性性早熟是指可以有第二性征，但是相关的激素检测达不到标准，常由体内和体外两方面因素造成。体内因素多由周围内分泌腺（性腺或肾上腺皮质）病变所致，而体外因素大多因摄入过多的性激素造成，比如误用含性激素的药物和食品、营养品，使用含有性激素的化妆品，母亲孕期或哺乳期服用含有性腺激素的药物。

不完全性性早熟可以有第二性征，但没有骨龄超前，这种情况经过治疗可消退，包括单纯乳房发育、单纯月经早现、单纯阴毛早现等，这种早熟不受下丘脑－垂体－性腺轴的控制，通常只有某一方面发育，而不伴有其他性征发育，一般不影响其正常的发育过程。单纯乳房早发育是部分性性早熟中最常见的一种类型。部分性性早熟目前原因尚不明确，估计与环境、饮食及光照等有一定关系。

性早熟以女孩多见，女孩发生特发性性早熟约为男孩的9倍，而男孩性早熟以中枢神经系统异常（如肿瘤）的发病率较高，80%性早熟的男孩是因为身体上存在某种疾病。男孩的家长发现孩子性早熟，一般是因为孩子变声或者出现喉结，其实这个时候已经晚了。因为男孩性成熟要先经过四个步骤，睾丸增大、阴茎变粗、长阴毛、变声，最后才是长喉结。

专家提醒

男孩性早熟的发生大多与疾病有关，因此男孩的家长更要密切关注孩子身体的变化。

6 幼女出现乳房发育就是性早熟吗

现在医学分工日益精细化，不但普通的外科医生不知道性早熟的真正定义，即使是儿科医生对小青春期这个概念了解的人也不多。所以一些医生在看到宝宝乳房增大后，会简单地判定为性早熟。

其实，幼小儿童出现乳房发育现象并不都是性早熟，其中绝大多数只是一种第二性征的特殊表现，是一种发育变异现象，称之为儿童单纯乳房早发育，是部分性早熟的一种。单纯的乳房早发育，是 2 岁以下的婴幼儿中比较常见的一种现象，大多数孩子会自愈，并不是真正的性早熟。

为什么 2 岁以下的小婴儿比较容易发生单纯的乳房早发育呢？因为这个时期的宝宝正处于一个小青春期。性成熟可以分为四个期：胎儿期、围产婴儿期、儿童期、围青春及青春期。其中围产婴儿期可以称为小青春期，控制人体性征发育的器官下丘脑－垂体－性腺轴还未发育完善，一些婴儿的腺轴处于活跃状态，就容易出现体内雌激素的增高，从而导致乳房增大。

大多数单纯性乳房早发育的孩子会在 2 岁之后自愈，家长可以放心。但也存在个别孩子无法自愈，如果 2 岁之后孩子乳房持续增大，可能诱发真性性早熟，就要给予重点关注。

专家提醒

性早熟的病因目前尚不完全清楚，但有资料表明，经常服用营养保健品、经常食用动物性食品和反季节食物、母亲初潮年龄小、经常使用护肤品等都是影响因素，甚至某个部位的肿瘤也可能引起性早熟。弄清楚不同原因以及不同性质的性早熟，有利于家长采取针对性措施。如果是假性的，需要继续观察；如果是因营养过剩引起，需要科学控制饮食；如果是异常肿瘤引起的性早熟，须立即就医。

7 我的孩子还能长高吗

萱萱5岁了，医生检查后告诉妈妈孩子得了性早熟，妈妈的第一反应是孩子以后会不会变成"小矮子"。

孩子患了性早熟，家长最为关心的是孩子的个子还能长高吗？我们知道，性早熟女童由于下丘脑－垂体－性腺轴提前发动，青春期过早来临，部分患儿存在青春发育进程加速，身高增长加速期缩短，如果女孩子10岁前即出现月经初潮，就可能影响患儿的最终身高。因此，必须提醒家长朋友，对于真性性早熟，如果不予治疗，绝大多数患儿的病情是会发展的，性征和生殖器官的发育越来越明显，骨骼发育的加速及骨龄的提前更为加剧。

当然，孩子的身高取决于下列条件：①开始发育时的基础身高。②发育成熟度进展的速度（可反映在骨龄增长速度上）。③身高生长速度。④成熟和生长间的平衡（身高增长／骨龄增长）。此外，孩子最终身高还和遗传、营养、运动等诸多因素有关。

专家提醒

性早熟的患儿大多骨龄超过其生理年龄和身高年龄，以致其成年后的身高不理想，且生理上的成熟与心理上的成熟并没有同步，这是困扰广大患儿家长的两大问题。大部分家长的思想仍存在误区，误以为女孩在月经初潮后才进入青春发育期，而事实上月经初潮后女性的生长空间有限。此类不正确的想法延误了患儿的最佳治疗时机。

小儿性早熟

NO.2

儿童性早熟为哪般

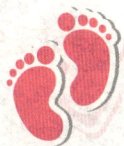

一位家长自诉：我女儿 4 岁 7 个月。5 个月前发现右乳发育，2 个月前发现左乳发育，医生诊断为 Tanner II 期。超声波：子宫体大小 22mm×18mm×7mm，宫颈长约 19mm；左侧卵巢 18mm×9mm，内可见多个直径大于 4mm 的液性暗区，最大 6mm；右侧卵巢 22mm×12mm，内可见一个直径约 4.8mm 的液性暗区，有卵泡回声、腺体回声，无明显肿块。MRT 诊断报告提示：垂体局部稍膨隆，其内信号不均匀，建议动态增强扫描。GnRH 激发试验：FSH 分别为基础值 2.68，药后 30 分钟 16.0，60 分钟 16.9，90 分钟 15.65；LH 分别为 0.155、7.23、5.95、5.73。骨龄评价为 5 岁 8 个月。医生建议观察 3～6 个月。家长觉得很困惑，因为孩子平常饮食挺注意的，那出现这种现象究竟是什么原因，目前需不需要用药呢？

1 儿童性早熟病因分类

真性性早熟的病因有以下几种：

（1）特发性性早熟，所占比例最大，女孩为主，较男孩多 8～10 倍。除个别病例有性早熟家族史，少数病例脑电图异常外，大部分病例无解剖学、病理学变化和中枢神经系统病变。由于 HPGA 功能活跃，提前启动，导致患儿提早进入性成熟期，大约 15% 的病例在 2.5 岁前出现第二性征，这些病例大多有家族倾向。

（2）中枢神经系统病变，如颅内肿瘤（松果体瘤、错构瘤、神经纤维瘤)，脑炎后，结节性脑硬化症等，影响下丘脑结构，导致功能失调。

（3）异位产生促性腺激素肿瘤，如生殖细胞瘤，绒毛膜上皮瘤，肝母细胞瘤和畸胎瘤。

（4）多发性骨纤维发育不良伴性早熟，由于基因突变所致。女性为主，可见皮肤咖啡牛奶斑、性早熟、多发性骨纤维发育不良等特征。

（5）原发性甲状腺功能减退，表现为身材矮小，智能及骨龄落后，黏液性水肿。

近年来，性早熟患儿似乎有增多之势，但大多数为假性性早熟或部分性性早熟。假性性早熟多由肾上腺疾病，如先天性肾上腺性腺异常综合征、肾上腺皮质增生症等；性腺肿瘤，如女性颗粒细胞瘤，粒层黄体囊肿，男性睾丸间质细胞瘤；医源性因素，如性激素药物摄入。单纯乳房发育，一般找不到确切的病因，但可有一些共同特点，如平时喜爱荤菜、营养好、中等肥胖，有些患儿曾服多量补品，如人参制剂、蜂王浆及鸡胚素等，但其确切内在关系尚待进一步观察。

另外，少数异性性早熟发生于先天性肾上腺皮质增生症，分泌雄激素的肿瘤，或外源性雄激素摄入引起女孩男性化早熟。相反，一些分泌雌激素的肿瘤或外源性雌激素摄入使男孩发生女性乳房发育。

专家提醒

孩子确诊性早熟后要明确病因，对症治疗，争取早日康复。

2 3岁以下女童乳房增大的原因主要有哪些

小悠悠终于迎来了她1周岁的生日，看着悠悠一天天长大爸爸妈妈可高兴了。可令妈妈担心的是，悠悠的小乳房也慢慢"鼓起来"了。带着悠悠来医院检查，医生说孩子可能是单纯性乳房发育，先定期观察。妈妈不明白了，这么小的孩子怎么会乳房发育呢？引起孩子乳房增大的原因有哪些？

首先，3岁以下女童乳房增大的原因以不完全性中枢性性早熟最常见（约占58.2%）。该病的发病机制尚不明确，多数学者认为是下丘脑–垂体–性腺轴暂时性、部分性被激活。临床仅有乳房发育，而无其他第二性征出现，不伴生长加速、骨龄提前，多为一种良性自限发展过程，但少数可转化为GnRH依赖性性早熟。确诊后暂不需要治疗，向家长做好解释工作，解除他们的担忧，同时叮嘱家长定期检查。需要提醒家长注意的是，有些病例在未诊断明确前，即予昂贵的促性腺激素释放激素拟似剂治疗实属错误，因为GnRH依赖性性早熟才是其治疗的适应证。

其次，非GnRH依赖性性早熟是3岁以下女童乳房增大的第二大病因（约占40.2%），其中大多数为摄入外源性性激素所致，治疗的关键是进一步找出外源性性激素的来源，避免小儿继续摄入。有资料显示，误服避孕药最常见，家长缺乏健康常识，未将避孕药收藏好，由于避孕药是糖衣片，好奇的小儿误以为是糖而误服。避孕药多为长效制剂，乳房增大可持续存在3个月至半年，甚至更久，此期间还可出现不规则阴道出血。家长多数不能主动提供误服的病史，需临床医师耐心加以询问，或者嘱咐家长到自己家、邻居家、亲戚家等小儿到过的地方查找避孕药是否丢失。此外，多数女性化妆品，如外用的丰乳霜等，以及一些食物、饮料、滋补品亦含有性激素，因此，对家长进行健康教育和合理的喂养指导十分重要。自律性卵巢囊肿和Mc Cune-Albright综合征为非GnRH依赖性性早熟罕见的病因。前者因囊肿自律性产生性激素而致非GnRH依赖性性早熟，囊肿多可自然消退，一般仅需观察和保守治疗，不需手术；后者为性腺细胞表面的G蛋白偶联受体α亚基发生激活性突变而自主分泌性激素所致，因长期的高性激素状态，可转变为GnRH依赖性性早熟，临床需密切观察，分阶段采取相应治疗措施。

第三，婴幼儿乳房增大仅少数病因为 GnRH 依赖性性早熟（1.6%）。女孩 GnRH 依赖性性早熟 90% 左右为特发性，但也可由中枢性器质性病变引起。引起 GnRH 依赖性性早熟的肿瘤多位于蝶鞍区，故对于诊断为 GnRH 依赖性性早熟的婴幼儿必须行蝶鞍区 MRI 检查，而头颅 CT 或未针对蝶鞍区的头颅 MRI 易漏诊。特发性 GnRH 依赖性性早熟发病机制不清楚，但与营养改善、环境污染、个体差异等因素均有关。

专家提醒

　　婴幼儿乳房发育大多与体内激素水平异常有关，家长在日常生活中一定要看管好孩子，把药品放在儿童不易接触到的地方，避免孩子发生误服。

3 儿童性早熟与光照过度有关吗

　　聪聪是个二年级的小男孩，让爸爸妈妈倍感骄傲的是，他学习从来不要别人操心。聪聪对自己要求很高，每天晚上他都坐在书桌前挑灯夜战，除完成老师布置的作业外，还选做各类课外习题。然而，某天细心的妈妈发现聪聪换衣服开始遮遮掩掩，不太愿意家长看到，仔细询问才得知，原来聪聪已经长出了阴毛。"天啊，孩子才 9 岁！"大惊失色的父母赶紧带着聪聪到医院内分泌科就医。经诊断，聪聪属于典型的儿童性早熟。原因很可能就是连续熬夜奋战，缺乏睡眠和黑暗刺激所致。

　　事实上，很多家长忽视了这点。这与家长的不良生活习惯不无关系。比如，有的家长可能工作比较繁忙，要经常加班，或者生活不规律，经常半夜三更不睡觉，看电视或者看报纸，家里的灯就彻夜不熄。他们往往以为孩子睡着了就不会受影响了，其实不然。

专家提醒

光照过度是诱发儿童性早熟的重要原因之一，因为光线会影响大脑中的内分泌器官松果体的正常工作。松果体的功能之一就是在夜间当人体进入睡眠状态时分泌大量的褪黑素，这种激素在深夜十一时至次日凌晨分泌最旺盛，天亮之后有光源便停止分泌。松果体有个特点，只要眼球一见到光源，褪黑素就会被抑制或停止分泌。儿童若受过多的光线照射，会减少松果体褪黑激素的分泌，引起睡眠紊乱，就可能导致卵泡刺激素提前分泌，从而导致性早熟。小儿性早熟发生率正逐年增多，但真正因疾病导致小儿性早熟的不足10%，90%的孩子发生小儿性早熟是受外部因素影响，其中过度灯光刺激应引起重视，尤其是孩子夜间睡觉时，如果没有特殊情况，最好不要开灯，且尽可能保证充足的睡眠。另外，还要避免长时间电脑显示屏的光照刺激，避免由此引发小儿性早熟。

健康贴士：

按时熄灯作息，保证孩子充足的高质量睡眠。

4 饮食不当为什么成了性早熟的主要原因

妈妈接豆豆从幼儿园放学回家，遇到楼下王奶奶。王奶奶看豆豆妈妈拎了好多鸭脖，赶紧说这东西小孩子可不能多吃，孩子会早发育的。妈妈不明白了，鸭脖会引起孩子性早熟吗？还有哪些东西孩子不能吃呢？

很多父母总想给孩子足够多的营养，殊不知正是这些吸收不了的营养催熟了自己的孩子，也就是说，很多儿童性早熟是吃出来的。主要有以下几个方面：

（1）补品：可入药的大补类食品，包括冬虫夏草、人参、桂圆肉、荔枝等。中医指出，越是大补的药膳，越易改变孩子正常的内分泌环境，造成其身心发展不平衡。

（2）禽肉：特别是禽颈，现今市场上出售的家禽，绝大部分是用拌有快速生长剂的饲料喂养的，禽肉中的"促熟剂"残余主要集中在家禽头颈部分的腺体中，因此，吃鸡、鸭的颈部，就成为"促早熟"的高危行为。

（3）反季蔬菜和水果：冬季的草莓、葡萄、西瓜、西红柿等，春末提前上市的梨、苹果、橙和桃，几乎都是在"促熟剂"的帮助下才反季或提早成熟，一定要避免给幼儿食用。

（4）油炸类食品：特别是炸鸡、薯片，过高的热量会在儿童体内转变为多余的脂肪，引发内分泌紊乱，导致性早熟。

（5）海鲜类食品：一些海鲜类食物热量极高，如甲鱼汤等，亦属于中医所谓的大补之品，经常使用使体内热量过高而影响激素水平。

专家提醒

不要天真地以为比别人多吃几个反季节水果就能获得更多的营养，相反，正是因为食用这些反季节水果，才遏制了孩子健康成长。因为很多反季节水果是用一些化学物质催熟、保鲜的，而非在大棚自然成熟的。这些水果不但营养价值不高，还会给身体带来很大危害，儿童要谨慎食用，以防引发性早熟。具体表现是：女孩会出现初潮提前等性早熟现象，而男孩则会导致性特征不明显。

健康贴士：

顺应季节吃水果健康又安全。5月：草莓、樱桃。6月：杏。7月：李子、西瓜、桃。8月：葡萄。9月：大枣。10月：苹果、柿子。

5 成人化影响也是导致性早熟的常见原因

现在社会上的各种传播媒体，如电视、报纸、杂志等，与性有关的内容显著增多，儿童耳濡目染，潜移默化，使他们普遍"开化"较早。由于人的大脑皮层与下丘脑之间存在丰富的神经联系，所以会造成下丘脑－垂体－性腺轴的启动相应提前，性早熟就形成了。很多电影、电视剧中的成人化镜头，容易引起孩子的模仿。而少儿节目中也掺杂了越来越多的成人语言，甚至个别的儿童类动画片中人物衣着也非常暴露，这些环境的刺激，都会促使儿童性早熟。这就是通常所说的看出来的"性早熟"。

另外，很多家长喜欢给孩子使用纯天然的化妆品，认为只要是纯天然的就会对孩子有好处，其实不然。在有关孩子性引导的问题上，媒体过多过泛的引导，反而让父母失去了选择的标准。

现在，市面上的儿童化妆品也是数不胜数，虽然多了很多纯天然的说明在里面，但是真的就安全无患吗？有些稀有金属也是纯天然形成的，但它们安全吗？其实，儿童不宜使用化妆品，否则易使皮肤受到不良刺激，而且有的美容用品中含有一定量的雌激素，会导致儿童性早熟。另外，由于孩子的模仿能力很强，他们会把听到的、看到的模仿出来，所以作为家长应该进行正确的性引导。

6 某些先天性疾病也可以导致儿童性早熟

孩子过早地出现性征发育，比如乳房变大、月经来潮等问题，还有一种原因是生理疾患，比如多发于儿童早期的一种先天颅内畸形，其临床表现为体内雌激素过高，第二性征发育，骨龄增加，有的患者还有无任何诱因的癫痫发作。

在婴幼儿时期的性早熟比较常见的原因为中枢神经系统发生了特殊疾病，下丘脑错构瘤就是最多见的一种。下丘脑错构瘤实际上不是真正的肿瘤，而是属于脑组织在胚胎发育时的异常，因其含有促性腺激素释放因子，所以容易导致儿童性早熟。

除此之外，能引起性早熟的其他病理因素还有：垂体病变，致使各种性激素分泌过多，如错构瘤、神经母细胞瘤、松果体病变、中枢神经系统感染或损伤；体质性性早熟，下丘脑－垂体－性腺轴不明原因的提前发动，致使性激素增多，性器官提前发育，称为特发性或体质性真性性早熟，较多见；脑先天性畸形，如脑积水、脑穿通伤；少数原发性甲状腺功能低下以及其他能够引起性激素分泌的脑外肿瘤，比如卵巢肿瘤、睾丸肿瘤等。

7 "逗"出来的性早熟

"把你的女儿许配给我儿子吧！我们结个娃娃亲！"有孩子的家长之间经常如此调侃。专家认为，这种举动也会引发儿童的性早熟。儿童出现性早熟，与受到语言、文化环境的刺激有很大关系。

许多孩子说出和性相关的一些话时，并不一定说明他已经性早熟，只是因感官刺激造成心理方面的影响而已。但当孩子长期接触到性信息，就可能刺激体内激素分泌导致生理方面发生变化，导致性早熟。

专家提醒

家长的一言一行对孩子心理和生理的发育影响很大，因此家长平时一定要注意自己的言行，并对孩子进行正确的引导，为孩子的健康成长创造良好环境。

8 吃豆腐会不会导致性早熟

看到乐乐妈给乐乐吃肉末烩嫩豆腐，李阿姨连忙制止说："10个月的孩子不能吃豆腐，会长石灰牙的，再说乐乐是个小姑娘，吃豆腐可能导致性早熟。"这话吓得乐乐妈再也不敢给孩子吃豆腐了。吃豆腐真的会导致孩子性早熟吗？

最近在一些育儿网站上也有不少家长在讨论能不能给孩子吃豆腐的问题。有人问：正在长牙的孩子如果吃了豆腐，会不会长石灰牙呢？也有的妈妈担心豆腐中所含的雌激素和添加剂影响宝宝的健康。

其实家长大可不必这样紧张，点豆腐用的是石膏，跟石灰完全是两码事，石膏对人体是很安全的。老人的那种说法没有什么科学依据，所以不用担心。只要吃得适量，做法合理，豆腐完全可以作为一种非常健康的辅食给孩子吃，即使像乐乐这样 10 个月大的婴儿也可放心吃。

豆腐软滑，并含有丰富的铁、钙、磷、镁等多种人体必需的微量元素，除有增加营养、帮助消化、增进食欲的功能外，对儿童牙齿、骨骼的生长发育也颇为有益。如能搭配鱼肉一起给宝宝吃，鱼肉的味美肉嫩，加上豆腐的软滑可口，不但味道鲜美不油腻，还可以借助鱼肉中丰富的维生素 D 加强宝宝对钙的吸收。

对于豆腐中所含的雌激素吃了会导致孩子早熟这个问题不用过分担忧。因为豆腐中所含的植物雌激素只是少量的，每 100 克大豆中含植物雌激素仅为 0.1 克，这比含大量雌激素的动物性食品对宝宝的健康要安全得多。因此，可以每周给孩子吃一两次，每次 20 ～ 30 克即可。

9 为什么性早熟儿童多肥胖

壮壮从小就食欲好，越吃越胖，体重指数严重超标。妈妈天天喊着叫他减肥，奶奶不明白了，孩子长得壮壮得很结实有什么不好？

专家介绍，在对性早熟的孩子进行发病研究的过程中，他们发现对于同一个孩子，肥胖和性早熟常常同时发生。肥胖的孩子出现性早熟的现象很普遍，而性早熟的孩子当中，相当一部分是肥胖儿童。这是因为引起性早熟和肥胖的原因有一部分是相同或者相似的，都是由于大量进补、营养过剩。另一方面，肥胖的孩子脂肪含量相应高，脂肪细胞中含有一种名叫芳香化酶的物质，这种酶可以将雄性激素转化为雌性激素，并引起性腺发育的紊乱。所以，在日常生活中，我们常常会发现一些比较胖的男童，皮肤细腻，乳房发育，就是因为他们体内的雄性激素在一定程度上被转化成为雌性激素所致。

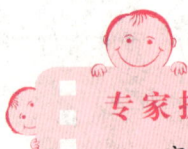

专家提醒

家长要从小关注孩子的饮食健康，避免营养过剩导致肥胖；对于肥胖儿童更要鼓励孩子减肥，预防儿童性早熟的发生。

10 环境类激素污染物为什么也会导致性早熟

近年来，国外有大量文献报告，由洗涤剂、农药及塑料工业向环境排放的物质及其分解产物，可在自然界产生一系列的环境类激素污染物。如洗涤剂中的烷基化苯酚类、制造塑料制品过程中使用的添加剂、增塑剂——邻苯二甲酸酯类及双酚 A 等，多达 70 余种，这些物质每天均大量排放到环境中。此外，有机氯农药虽然目前已很少使用，但是由于过去的大量施放，至今在土壤、水及植物中的残留毒量仍然较高。这些污染物在自然界中其化学结构降解到一定程度后，均被发现具有雌激素样活性。它们在自然界的浓度虽低，但是相互间的联合协同作用甚强。如果经过某些途径，如污染水源、食物或经皮肤吸收，被儿童摄入，即可与靶器官（环境类激素污染物所作用的器官）上的雌激素受体结合，引起生殖器官及骨骼的发育异常。因此，环境类激素污染物可作为假性性早熟的直接病因。而对于下丘脑－垂体－性腺轴提前启动的真性性早熟患儿来说，环境类激素污染物则可成为其发病的重要促进因素。这可能也是当前儿童性早熟发病率明显上升的主要因素之一。

专家提醒

　　环境污染也是儿童性早熟的原因之一，因此我们日常生活中要注意保护环境，注意饮食清洁和保持良好的生活卫生习惯。

11 儿童性早熟的非疾病因素有哪些

　　现在性早熟的发病率逐年升高，除了疾病引起的继发性性早熟，生活中哪些因素可以引起孩子性早熟呢？

　　（1）经常服用营养滋补品和食用含激素的食品与性早熟的发病有关。这可能是由于洋快餐使用的食物原料和人工饲料喂养的甲鱼、黄鳝、鸡及反季节蔬菜瓜果等往往含有激素。也有人认为，植物激素不会引起性早熟，该问题还有待深入研究。蜂王浆、蜂蜜、花粉、胎盘、鸡胚素等也含有生长激素或性激素。以上种种激素的长期摄入、慢性吸收将对儿童的性腺产生兴奋作用，内源性靶腺激素的含量可增高。人参、燕窝等有促激素分泌、促进性腺功能的作用，从而影响儿童体内正常性腺激素的平衡，使其功能紊乱而引起性早熟。过多服用营养品如蛋白粉，使体内营养过剩，可使尚未发育完善的内分泌系统加速成熟，并且刺激激素分泌，严重的可使生殖系统提前发育。

　　（2）服用增高类产品与性早熟的发病有关。这可能是由于部分增高类药物含有激素，虽短时间内可带来明显增高效果，实则是将青春发育期提前所致。

（3）使用成人洗漱、护肤用品与性早熟的发病有关。这可能是由于某些成人用化妆品、护肤品，包括洗发水、沐浴露含有性激素，可经皮肤吸收，引起儿童性早熟。洗涤剂也可在自然界中产生类激素样物质，污染水源、食物或经皮肤被动吸收，影响儿童正常发育。

（4）母亲在怀孕期间使用药物保胎与性早熟的发病有关。这可能是由于保胎药（例如绒毛膜促性腺激素）能促进性腺发育，导致性早熟，而某些保胎中药中的滋补成分也有类激素样作用，被胎儿吸收后致性早熟。

（5）不运动或很少运动与性早熟的发病有关。这可能是由于不运动或很少运动的儿童容易脂肪堆积，过多脂肪可能造成内分泌系统提早成熟，从而刺激激素的分泌，使生殖系统提前发育。另外，调查显示，课业负担较重也与性早熟的发病有关。这可能是由于学龄儿童负担过重超出其心理所能承受的范围，长期的心理压力引起性早熟倾向。

（6）社会心理因素。随着媒体发展，如报纸、电视、网络等与性发育有关的内容增多，孩子耳濡目染，受到影响。过早过多的性刺激也会刺激孩子的大脑皮层，进而提前启动控制青春期发育的下丘脑－垂体－性腺轴，导致儿童性早熟的发生。性暴露刺激已经越来越受到儿童心理专家的注意。

专家提醒

导致性早熟的非疾病因素主要在"吃"和"用"上。当今的城市儿童大多营养良好，家长无需给儿童补充过多的营养。在儿童日常饮食中家长应注意少给儿童食用人工饲料喂养的甲鱼、黄鳝、鸡等动物，以及被催熟剂催大的豆芽、茄子、草莓等反季节蔬菜、水果，还有洋快餐。不要随意服用增高类产品，若觉得身高不够理想要到正规医院就诊。尽量使用儿童洗漱、护肤用品。平时要注意锻炼，保持充足睡眠。

另外，家庭和学校要给孩子营造一个轻松和谐的环境，不要给孩子太大的学习、生活压力，避免孩子接触不健康的书刊等。对于已有不同程度青春发育的性早熟患儿，或身高低于同龄人较明显的儿童，应及时到医院检查治疗，以免错失治疗良机。

12 雌激素受体基因多态性与女孩性早熟有何关系

无论是中枢性性早熟（CPP）还是外周性性早熟（PPP），两者最终都需要通过雌激素水平的增加来起作用。然而，在临床治疗过程中发现，有部分性早熟女孩血清雌激素水平（主要是雌二醇）增高，还有部分血清雌二醇并不会增高，并且这两种情况的治疗转归也不同，为什么会出现这样的情况？这很可能是由于机体基因多态性和遗传背景的差异所致。

研究表明，X 和 R 等位基因可能是性早熟发生的易感基因，且表现为 Xx 和 RR 基因型者更易患性早熟。

13 中医对性早熟是怎样认识的

小儿性早熟，在中医学里还没有这个病名，历代的中医文献也都没有关于这种疾病的记载。根据中医理论，小儿属稚阴稚阳之体，阴阳容易出现失衡状态。《素问·上古天真论》中就明确指出："女子七岁，肾气盛，齿更发长；二七而天癸至，任脉通，太冲脉盛，月事以时下，故有子""丈夫八岁，肾气实，发长齿更；二八，肾气盛，天癸至，精气溢泻，阴阳和，故能有子"。可见，人体正常的生长发育及性腺的成熟，主要靠肾气的充盛及天癸的期至。由于小儿肾的阴阳不平衡，肾阴不足，相火亢盛，或因疾病或精神因素导致肝失疏泄，肝郁化火，肝火上炎，导致天癸早至，第二性征提前出现。其病理变化主要有以下几个方面：

（1）阴虚火旺：肾藏精，主生长发育与生殖，具有促进机体生长发育和生殖的生理效应。在机体正常状态下，阴阳平衡以维持体内环境的协调和稳定。当小儿肾的阴阳失去相对的平衡就会出现肾阴不足、相火偏亢的病理状态，表现为天癸早至，第二性征提前出现。

（2）肝郁化火：肝藏血，主疏泄，为调节气机之主司。小儿肝常有余，若因疾病或精神因素导致肝失疏泄，气机阻滞郁而化火，又因肝肾同源，若肾阴不足，水不涵木，肝阳上亢，均可导致"天癸"早至，女孩出现乳房和内外生殖器发育，男孩出现喉结，阴茎和睾丸增大。

（3）痰热互结："脾为生痰之源"，小儿脾常不足，脾失健运，则水湿停聚，凝聚不散则变化成痰，痰湿郁久化热；若长期阴虚内热造成胃强脾弱，亦可导致痰热内生。痰热互结，聚于肝经，扰动天癸，则见第二性征提前出现。

NO.3

我家孩子是性早熟吗

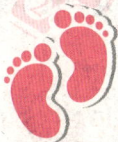

青青现在 2 岁，最近妈妈发现她乳房有乳核，下身有红色分泌物，在某省立医院进行各项检查，除了胰岛素样生长因子高以外其他都正常。青青妈妈回忆："孩子刚出生时一直用电暖气灯照着，7 个月的时候我去上班，她奶奶每天喂大虾和鱼给她吃，我怀孕时染发 2 次，孩子 8 个月时未断奶我就进行了药物流产，孩子在 11 个月时下身就有红色分泌物。"青青妈妈又说："不知道这些问题哪个和孩子的病情有直接关系。检查了盆腔 B 超，显示子宫大。核磁共振显示没什么异常。医生让我再观察，但是最近我发现孩子的病情恶化，除了有不规则少量阴道出血，还出现一些依稀可见的阴毛，我很担心这样下去病情再继续恶化。孩子还这么小，说什么她都听不懂，怎么可能让她注意这方面的卫生，我心理上怎么也没办法接受这个事实，我该怎么办？怎么样才能让她拥有一个像正常孩子一样的童年？"

类似这位家长的情况在临床屡见不鲜。如何判断孩子是不是性早熟呢？我们首先来看看不同类型性早熟各有何特点。

1 3 岁以下性早熟女童临床表现有什么特点

艳艳今年两岁半，妈妈在给孩子洗澡时偶尔发现孩子的胸部鼓起来了，真是吓一跳。以前看到过其他家长谈女孩的早熟，特意仔细观察过孩子，没有发育的征兆。等孩子睡觉后，妈妈去摸了摸，胸部有些硬，大约直径 3 厘米，乳晕和乳头是软的。这是不是性早熟？

这个阶段的性早熟女童以外周性性早熟和部分性性早熟为主，与通常认为女性性早熟以特发性性早熟占绝大多数不同。本年龄段外源性性激素摄入或长期皮肤接触吸收是引发外周性性早熟的一个重要因素，以服用营养滋补品、含激素食物、避孕药和接触化妆品为主。有资料显示，有避孕药接触史、服用营养滋补品（人参、蛋白粉、阿胶）、接触化妆品占外周性性早熟的 88.2%，其中服用滋补品占 52.9%。故应加强婴幼儿喂养指导，减少营养滋补品的滥用，在日常饮食中应减少催肥催熟的禽类、蛋类和反季节水果、蔬菜，降低对婴幼儿身体的影响。

部分性性早熟一般均为单纯性乳房早发育。目前认为，部分性性早熟可能由于患儿的下丘脑负反馈调节不稳定，当卵巢分泌的雌激素增多时，垂体促卵泡刺激素（FSH）的分泌无明显减少，造成血雌二醇（E2）及 FSH 一时性增高所致。病程呈自限性，可以自行消退，但少数患儿可在无任何先兆的情况下转化为 CPP。对于部分性性早熟的患儿应引起高度重视，定期随访显得尤为重要。

如果单纯从艳艳妈妈的描述看，孩子只有乳房发育，不能诊断为性早熟，首先应考虑为单纯乳房早发育。如果要进一步明确诊断，还需要进行相应的检查。单纯乳房早发育（PT）的表现有什么特点？

乳房的发育（双侧或一侧）是女孩青春期开始的标志。PT 表现为 8 岁前乳房开始发育但没有青春期的其他特征。生化检查提示，激素水平处于青春早期，FSH 和黄体生成素（LH）水平不高，促性腺激素释放激素（GnRH）激发试验阴性。

PT 多发生于 2 岁之内，60% ～ 70% 的患儿在 1 年半左右乳房会自然回缩，但 2 岁以后才开始的乳房发育，则会有很大一部分患儿乳房不能自然回缩。另外，如果乳房的发育超过 Tanner II 级（乳头突起，乳房、乳晕呈单个小丘隆起），则回缩的几率也会明显减小。

有学者报道，PT 患儿中有约 14% 会发展为真性性早熟。

PT 的病因至今未阐明。有学者认为，是乳房组织中 E2 受体敏感性增高，还有学者认为，是下丘脑－垂体－卵巢轴的一过性短暂的激活，导致卵泡发育，引起 E2 的一过性增高所致。尽管 PT 的原因不明，但近百年来的经验表明，接触外源性雌激素或雌激素类似物，容易诱发性早熟及月经提前。

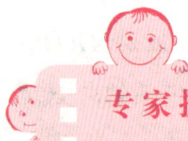

专家提醒

对于儿童性早熟一定要注意早期预防，生活中注意饮食卫生，一但发现应早就诊，早治疗，注意观察。

2 3岁以下女童出现乳房发育后需要进行哪些检查

（1）病史采集：详细询问开始出现乳房增大的时间，有无生长加速，有无阴道出血，有无特殊食物、药物摄入史。

（2）体格检查：由专人负责按规定方法进行身高、体重测量及乳房、外阴发育情况检查。

（3）辅助检查：根据临床诊断的需要并征得家长同意后选择进行以下一项或多项检查：①骨龄：拍摄左手 X 光片进行骨龄测评。②子宫、附件 B 超：观察子宫、卵巢大小，卵泡大小、数目，有无肿瘤、囊肿等。③促性腺激素检测。④蝶鞍区 MRI：GnRH 依赖性性早熟者应进行该检查，了解有无蝶鞍肿瘤。

3 单纯乳房早发育如何诊断

随着女孩青春发育期的提前，并且有逐渐向幼年女童发展的趋势，如何鉴别单纯乳房早发育和性早熟已经成为家长迫切需要了解的问题。那么，如何诊断单纯乳房早发育呢？

发病年龄小于 8 岁，孤立性单侧或双侧乳房发育，不伴乳头和乳晕发育，也无乳晕色素增深，无青春期身高突增，发育期不进展，同时符合以下标准：

（1）GnRH 激发试验促性腺激素峰值不符合 CPP 诊断标准。

（2）初诊时激发试验提示 PT，但乳房不消退或持续增大，于 1 年内再次行 GnRH 激发试验确诊为 CPP 的患儿予以排除。

（3）排除其他乳房发育的病因，外周性性早熟、外源性雌激素摄入、乳腺局部增生性疾病等。

4 单纯乳房早发育转化为 CPP 的诊断方法

萱萱今年 8 岁了，1 年前，经检查医院诊断萱萱是单纯乳房发育，告诉萱萱妈妈注意饮食健康，定期随访，一旦发现性早熟要早期治疗。那么，如何发现孩子转化为性早熟了呢？

定期门诊随访，每 3 个月至半年 1 次，如遇乳房增大随时就诊。随访内容包括乳房 Tanner 分期进展状况（完全消退、反复、持续不退）、身高增长速度、骨龄（BA）（Greulich-pyle 法）、子宫卵巢 B 超，必要时复查 GnRH 激发试验。转化标准：乳房完全退缩至 I 期后在 8 岁前再次进行性增大或退缩后再增大并反复多次后不再退缩，以及乳房持续在起病时大小至少 1 年后转为进行性增大，并伴身高突增和其他性征持续进展，经 GnRH 再次激发符合 CPP 诊断标准。

单纯乳房早发育患儿大部分呈自限病程，但部分有可能会转化为 CPP。转化的风险因素是子宫长径、乳房 Tanner 分期和乳房消退情况。对 2～4 岁发病，乳房在 Tanner Ⅲ 期，反复增大或持续不退的患儿，临床上应密切随访检查，尤其当年龄超过 6 岁，BA 超过 8 岁时，必要时复查 GnRH 激发试验以及时发现转化。

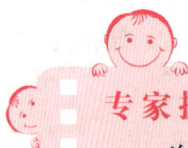

专家提醒

单纯乳房发育的患儿家长一定要注意观察孩子的生长发育变化，对乳房发育异常或者出现第二性征的孩子一定要及时到医院就诊。

5 怀疑宝宝得了性早熟应该做哪些检查

红红 5 岁了，最近妈妈发现红红的小乳房鼓起来了，上网一查觉得红红可能是性早熟，需要去医院进行检查才能诊断。那么，诊断性早熟需要进行什么检查呢？

性早熟的诊断依据除详细询问病史、全面体格检查、认真按 Tanner 标准进行青春期发育分期外，特殊的检测项目和实验室检验是必不可少的，现将临床上常用的检测方法和特殊的测定项目分述如下：

临床上常用的三种检测手段

（1）B 型超声显像仪：用 B 超检查女孩的子宫容积、内膜线可辨度、卵巢的容积和卵泡发育数目及直径大小，男孩睾丸的形态、大小来判断性器官的发育成熟度，是一种间接观察下丘脑－垂体－性腺轴功能的简便易行无损伤的可靠方法。但不可忽视由于膀胱充盈不良，不同的操作人员探头方向的不同造成误差，故而一次性的数据仅供参考，需结合临床症状、骨龄、血清性激素水平作出综合评估。某些地区采用彩色多普勒血流影像技术，除观察子宫、卵巢的大小、形态及卵泡直径外，能显示性早熟各期的卵巢、睾丸动脉血流图像，对特发性性早熟、外源性性早熟、单纯性乳房发育有鉴别诊断意义。

（2）血清性激素水平的测定：包括血清卵泡刺激素（FSH）、黄体生成素（LH）、雌二醇（E2）、睾酮，促性激素升高是青春发动的重要步骤，对性早熟诊断同样具有重要的临床价值。

（3）骨龄：骨龄代表骨骼的成熟程度，一般以拍摄左手正位 X 线片为标准。按 TW2 法测算骨龄。

一般情况下，检查以上三项指标，根据骨龄超前、血清性激素水平增高、B 超发现子宫、卵巢容积增大，卵泡直径 ≥ 4mm，性早熟诊断即可成立。但在临床上，不是每个患儿的症状都十分典型，假如有怀疑时，那就有必要行进一步检查。

🦋 特殊的检测指标

（1）黄体生成素释放激素（LHRH）兴奋试验及血清 LH 分泌脉冲测定：性早熟可分为中枢性及周围性，中枢性性早熟系下丘脑－垂体－性腺轴的提前发动，性征的表现与青春期发育规律相一致，而周围性性早熟系睾丸、卵巢、肾上腺皮质激素过多对性腺轴的负反馈，抑制 LH 分泌脉冲及 LH 脉冲反应，临床上虽有明显第二性征，但与青春期发育规律不相一致。通过此两项试验，对于鉴别真性性早熟及假性性早熟有重要意义。

（2）骨矿含量、骨密度及血清骨钙素测定：该指标可反映骨骼发育情况，对性早熟患儿病情判断、治疗方案选择以及疗效考核有重要意义。骨矿含量和骨密度能反映儿童发育状况，是定量骨盐沉积状况的指标，而血清骨钙素是反映儿童骨骼生长发育的生化指标，血清骨钙素与骨组织中骨钙素骨矿含量和骨密度呈正相关。

（3）头颅核磁检查：可以及时发现颅内占位性器质性病变。

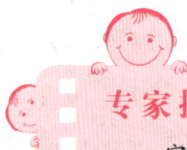

专家提醒

家长发现孩子提前出现青春期发育，一定要带孩子到医院检查，明确病情，做到及时对症治疗。

6 真性性早熟、假性性早熟以及不完全性性早熟怎么鉴别

一位家长自诉，2009 年 8 月女儿 6 岁，因左乳触痛就医某儿童医院妇科，查乳核 1 厘米，建议观察。以后不再触痛，乳核未长大，未引起重视。2011 年 6 月 4 日发现，女儿胸部开始发育，乳头突起微红，再次就医该儿童医院妇科，查乳核 3.5 厘米，行手腕骨龄测算，相当于 9.9 岁骨龄。B 超检查提示：①青春发育前期子宫图像。②双乳核发育。③双侧卵巢可见卵泡，最大 5mm。④双侧肾上腺区未见增大肾上腺。性激素检测，E2 113pg/mL，FSH 1.81mU/mL，LH 0.45mU/mL，Prog 2.74ng/mL，PRL 116ng/mL，TES 3.5ng/mL。"请问我的孩子是否是真性性早熟""我的孩子这个年龄乳房开始发育是早期发育吗"？

（1）真性性早熟（又称中枢性性早熟、GnRH 依赖性性早熟）：乳房、乳晕、乳头增大伴生长加速；骨龄提前 1 岁以上；B 超显示卵巢容积大于 1mL，可见多个直径 ≥ 4mm 卵泡；血 E2 升高，GnRH 激发试验 LH 激发峰值 > 12U/L，LH 峰值 /FSH 峰值 > 0.6 ～ 1。

（2）假性性早熟（又称外周性性早熟、非 GnRH 依赖性性早熟）：乳房增大，乳晕及小阴唇显著色素沉着，呈深褐色；阴道不规则出血与乳房发育程度不成比例；B 超显示子宫增大，内膜增厚，但卵巢容积一般无明显增大，可见卵泡增大或有孤立性囊肿；血 FSH、LH 水平极度低下，GnRH 激发试验后 FSH、LH 不升高，血 E2 大多在青春期水平。Mc Cune-Albright 综合征除上述特点外，临床还有以下特征：①骨多发性囊性纤维发育不良。②皮肤咖啡色色素斑。

（3）不完全性性早熟（又称单纯性乳房早发育、部分性早熟）：单侧或双侧乳房增大，非进行性，维持在 Tanner 分期Ⅱ～Ⅲ期，无其他副性征共存，不伴乳晕和乳头的发育，乳晕无色素沉着，不伴生长加速和骨龄提前，B 超显示子宫、卵巢无增大，GnRH 激发试验 FSH 峰值明显升高，LH 峰值可轻度升高，且激发峰值 FSH ／ LH ≥ 1。

据此，我们认为上面的这个孩子不属于真性性早熟。

专家提醒

正确鉴别真性性早熟、假性性早熟和不完全性性早熟对之后的治疗起到关键性作用。

7 真性性早熟患儿的子宫、卵巢超声检查有何异常

应用二维超声测量真性性早熟患儿子宫、卵巢大小，发现其子宫长、宽、厚稍大于同龄女孩，在各项测值中以子宫的前后径及容积增加较明

显，患儿宫腔内膜线常清晰可见，在同龄儿则不显。而其卵巢容积及各径线值明显增大，且其切面内可见较正常增多、增大的卵泡囊性无回声区，其大小可达 0.5 ～ 0.7 厘米。说明在真性性早熟患儿其 HPGA 已激活，下丘脑分泌促性腺激素释放激素增多，进而促使垂体分泌促卵泡生成素（FSH）、促黄体生成素（LH），FSH，LH 进一步促进卵巢的成熟发育，因而由上述一系列的内分泌调节方式可知，真性性早熟患儿其卵巢成熟征象似较子宫发育更为提前。

专家提醒

对性早熟的患儿一定要坚持定期复查盆腔 B 超，及时了解子宫、卵巢的发育情况。

8 假性性早熟患儿的子宫、卵巢超声检查是否正常

从超声测值中我们不难发现假性性早熟患儿与真性性早熟患儿有较为显著的差别，子宫的长径、前后径、横径及容积均较正常同龄儿明显增大，甚至超过真性性早熟患儿，与其实际年龄明显不符，此时子宫体、颈分明，形态饱满如青春期，且子宫内膜线增厚、回声增强，似分泌期内膜改变，而在此年龄阶段（2 ～ 3 岁）的正常幼女几乎不显。有学者认为，子宫形态改变、内膜回声及宫体和宫颈比例更能反映子宫成熟度。其卵巢纵横径及容积较正常轻度增大或无显著性改变。假性性早熟患儿的 HPGA 并未启动，其出现性早熟征象的原因是内、外源性雌孕激素直

接作用靶器官，使得子宫、乳房增大，并无真正的性腺（卵巢）发育成熟，内分泌检查示血中促性腺激素 FSH、LH 含量极低，促性腺激素试验也无反应，故卵巢缺乏上一级内分泌激素的刺激，其大小改变不显著。

9 LHRH 激发试验在鉴别真假性早熟中的价值

兰兰 3 岁了，妈妈发现兰兰的小乳房近 3 个月在逐渐增大，可把妈妈吓坏了。妈妈带兰兰去医院，抽了血又拍片子，还做了 B 超，医生还说要做激发试验。那么，激发试验是检查什么的呢？

LHRH 激发试验是用注射 LHRH 的方法刺激促性腺激素，并观察 LH 和 FSH 的反应性，用来判断有无下丘脑 – 垂体 – 性腺轴启动。青春期前，垂体促性腺激素的分泌已有昼夜节律，并以夜间为高；青春期早期，只在夜间 LH 分泌增加（幅度明显增加，频率稍增加）；至青春中晚期，白天和夜间的 LH 脉冲分泌均增加。对于外源性促性腺激素释放激素（GnRH）的反应，青春期前与青春期差异也有显著性，青春期前以 FSH 增高为主，青春期则以 LH 升高为主。单纯性乳房早发育是由于下丘脑 – 垂体 – 性腺轴暂时性部分激活而分泌较多的 FSH，不似 CPP 时以 LH 分泌增高为主，在 LHRH 激发试验中以 FSH 升高为主，与 CPP 相反，LH/FSH < 1。因此，对病程较短、临床上怀疑为真性性早熟的女孩，LHRH 激发试验成为 CPP 诊断的重要手段。

专家提醒

激发试验是鉴别真性性早熟和假性性早熟的重要手段。尤其是对于病程短，严重怀疑真性性早熟的孩子，LHRH 激发试验是重要的诊断标准。

10 为什么中枢性性早熟的孩子要做 MRI

洋洋今年 5 岁了，可是妈妈发现这半年洋洋的睾丸长得好快，快赶上青春期的男孩子了。父母商量后决定带洋洋到医院检查，医生了解病情后建议洋洋做个头颅 MRI 检查。洋洋妈妈不明白，洋洋聪明伶俐脑子没毛病呀，为什么要做头颅 MRI 呢？

性早熟是多病因的性发育异常，病因的鉴别至关重要。对所有 CPP 男孩，6 岁以下 CPP 女孩或 6 岁以上发育进展迅速，或有疑似中枢神经系统症状者，均应行颅脑磁共振检查，以排除器质性病变。MRI 具有轴位、矢状位、冠状位多序列、多方位成像的特点，不受骨骼伪影干扰，对软组织有良好的分辨率，能清楚显示下丘脑、垂体、松果体及其邻近脑组织的病变，因此，头颅 MRI 是目前诊断下丘脑、垂体疾病最理想的影像检查技术，对器质性病变所致 CPP 的病因诊断，如下丘脑错构瘤、垂体微腺瘤、松果体瘤等的确诊有重要价值。

绝大多数真性性早熟为特发性中枢性性早熟（ICPP），其病因为下丘脑的神经内分泌调节功能异常，中枢神经系统的兴奋性因素提前占优势，使下丘脑视前内侧核、弓状核提早产生过多 GnRH，导致下丘脑 – 垂体 – 性腺轴提前激活且功能亢进。ICPP 通常无器质性病变，患儿的 MRI 显示垂体有多种表现：

（1）垂体高度增高：ICPP 儿童垂体上缘凸起类似于青春发育期，进一步证实 CPP 由下丘脑 – 垂体 – 性腺轴激活引起。

（2）垂体高度正常：部分性早熟患者垂体大小正常。因此，垂体大小正常并不能完全排除性早熟。

（3）垂体高度变小：性早熟伴生长激素缺乏患儿的垂体可表现为高度降低，上缘凹陷。

专家提醒

　　头颅 MRI 对器质性病变所致 CPP 的病因诊断有重要价值，但是垂体大小正常也不容忽视，无器质性病变的真性性早熟患儿脑垂体大小也可是正常的。

11 女孩性早熟的早期特征和特发性中枢性性早熟的识别

　　静静在大概 7 岁 9 个月的时候告诉妈妈乳房疼痛，妈妈没在意，觉得过几天就好了。可是到 7 岁 11 个月时静静天天嚷乳房疼痛，妈妈觉得不对劲，带静静去医院做了一些检查：雌二醇（E2）149.00 pg/mL，血清促卵泡生成激素（FSH）3.97mU/mL，血清促黄体生成激素（LH）0.17mU/mL，血清泌乳素（PRL）5.30ng/mL，甲胎蛋白（AFP）1.31ng/mL，血清人绒毛膜促性腺激素（HCG）2.70mU/mL。影像学诊断：骨龄相当于女性 8～8.5 岁水平。超声提示：子宫未发育。双侧卵巢小滤泡。头颅 MRI 无明显器质性改变。医生说孩子可能是特发性中枢性性早熟，这一疾病最好做到密切监测孩子生长发育状况，早发现、早治疗。那么，如何在早期发现性早熟，特发性中枢性性早熟有哪些特征呢？

　　女孩性早熟的早期特征一般表现为：乳房增大而且有触痛，多为两侧乳房同时增大，但是也有患儿开始时一侧增大，逐步发展为两侧增大；阴道分泌物增多，出现白带和阴毛；身高增长速率急剧提高。身高突增是青春期生长的重要特征。身高突增过程女孩一般发生在乳房开始发育后 6 个月至 1 年，女孩身高增长速度每年 8 ~ 9 厘米。

如果女孩在 8 周岁前出现以上特征，一般可确定为性早熟。发现女孩出现性早熟的体征，应尽早治疗，但是首先应查明是由中枢性器质性病变或其他原因引起，如果是由中枢性器质性病变或其他原因引起的性早熟，排除外源性激素摄入或对症治疗后，一般性早熟体征会消失，只有排除中枢性器质性病变或其他原因，才能确定为特发性中枢性性早熟。

特发性中枢性性早熟的识别，必须依赖于进一步生长发育指标的测定以及临床、实验室等检查。①发育指标测定：测量身高、体重，检查性征（乳房、阴毛和外生殖器）。这些指标一般要求每 1 ~ 3 个月复诊，以监测身高、体重增长速率，以及第二性征的变化。乳房分期按照 Tanner 标准。以拇指和食指捏起乳腺核两侧边缘，两指指间距为乳腺核直径。乳腺核直径可作为 Tanner 乳房分期的辅助参考指标。Tanner 乳房分期标准为：B1 期乳房局部无隆起，乳晕下无法摸到腺核；B2 期乳房稍隆起，乳晕略增大，腺核可触到（腺核直径约 ≤ 3 厘米）；B3 期乳房隆起明显，但与胸壁界限不清，乳头、乳晕更增大，色泽较深（腺核直径约 ≤ 5 厘米）；B4 期乳房丰满，轮廓清晰，乳头乳晕明显突出（腺核直径约 ≤ 7 厘米）；B5 期达到成人型（腺核直径约大于 7 厘米）。性早熟早期乳房一般为 B2 期或 B3 期。身高持续增长，增长速率急剧提高，生长速度大于 7 厘米 / 年，可以作为性早熟的重要指征之一。②盆腔 B 超。③骨龄。④蝶鞍区 CT 或 MRI。⑤GnRH 激发试验：可鉴别特发性中枢性性早熟。

专家提醒

一般来说，特发性中枢性性早熟者，随诊过程中性征发育持续进行、骨龄持续进展、生长加速；单纯性乳房早发育则不具备这些特点，随诊过程中未经治疗，乳腺核完全消退，也有部分单纯性乳房早发育患儿，随诊过程中逐步转化为特发性中枢性性早熟。外周性性早熟一般都有明确的外源性雌激素摄入史或卵巢囊肿性性病变。

12 性早熟女孩需要做阴道脱落细胞成熟度检查吗

茜茜 8 岁了，妈妈发现孩子乳房近一年"鼓起来了"，赶紧向邻居王阿姨打听，听说她家宝宝也查出了性早熟。王阿姨说没事，我女儿到医院做了阴道细胞成熟度检查，结果是单纯性乳房发育。阴道脱落细胞成熟度检查到底是做什么的呢？

真性性早熟的女孩，性格较活跃，爱动，对周围的事物敏感，乳房发育，阴道分泌物多，阴道涂片表层鳞状上皮细胞增多，细胞呈大方块形，胞浆丰富，嗜酸性，细胞核小而致密，巴氏染色，细胞核染成紫蓝色，细胞浆染成粉红色。细胞成熟指数：表层鳞状上皮细胞占 60% 以上，说明卵巢已经发育。

单纯性乳房早发育，仅乳房增大而无其他性征表现，骨龄、血清性激素水平、B 超均未发现异常。阴道分泌物不多，阴道涂片底层鳞状上皮细胞增多，其次为中层鳞状上皮细胞。细胞成熟指数：底层鳞状上皮细胞 50% 以上，说明卵巢无发育。

专家提醒

在骨龄、血清性激素水平、B 超均未发现异常的情况下，可以行阴道脱落细胞检查以鉴别真性性早熟和单纯性乳房发育。

附1：女孩性发育的早期征象

（1）身高加速增长和骨盆发育。

（2）乳房下有硬结、肿痛。

（3）乳晕、乳房增大，隆起，着色。

（4）大阴唇、腋窝着色和出现色泽较浅的长毛。

（5）阴道分泌物增多，阴部痛痒等。

（6）皮下脂肪增多。

附2：男孩性发育的早期征象

（1）睾丸、阴囊增大，着色。

（2）腋窝、上唇、阴部出现长而细、色浅的长毛。

（3）变声和出现喉结。

（4）身高增长加速。

（5）乳晕着色，增大。

（6）乳头出现硬节和胀痛。

13 青春期的评估

　　在生活中，我们经常碰到这样的疑惑：我的孩子乳晕颜色变深了、说话声音变了，是进入青春发育期了么？他（她）的身体发育到什么程度了？这就关系到如何进行青春期的评估。掌握青春期的评估方法也有利于及早发现孩子身体的异常，以便及时就医咨询。

　　下丘脑-垂体-性腺轴功能启动后孩子即进入青春发育期，一般男孩睾丸容积达到 4mL、女孩的乳房出现硬结是青春期开始的初始征象。目前，国内外大都采用 Tanner 分期法评估青春期的性发育状态。男孩睾丸容积可用 Prader 睾丸计粗略估计，这也是小儿内分泌医师的常用工具。睾丸体积达到 12mL 提示进入性成熟期

14 性发育过程的分期

目前，国内外大都采用 Tanner 分期法评估青春期的性发育状态。

🦋 **男性外生殖器发育分期**

Ⅰ期（G1）：青春发育前，阴茎、睾丸、阴囊的大小差不多，为幼稚型。

Ⅱ期（G2）：睾丸、阴囊稍增大，阴囊皮肤变红，质地变韧，阴茎几无增大。

Ⅲ期（G3）：阴茎增大，主要是增长，睾丸、阴囊继续增大。

Ⅳ期（G4）：阴茎增大，增长明显，龟头露出，阴囊皮肤颜色变深。

Ⅴ期（G5）：发育成熟，大小、形状呈成人型。

🦋 **女性乳房发育的分期**

Ⅰ期（B1）：青春前期。胸前平坦，只有小的乳头。

Ⅱ期（B2）：乳蕾期。乳头和乳房突起如核，乳晕稍增大。

Ⅲ期（B3）：乳丘期。乳房和乳晕进一步增大和突起如同小丘，二者之间无分界。

Ⅳ期（B4）：乳双丘期。在乳房丘状突起的前部，由于乳晕和乳头继续增大而形成第 2 个小丘状突起，两丘之间分界明显。

Ⅴ期（B5）：乳成熟期。乳晕退散，第 2 个小丘消失，在膨大的乳房前部只有乳头突出，即为成人型。

🦋 **男、女阴毛发育分期**

Ⅰ期（PH1）：青春发育前，无阴毛，只有毫毛，与腹壁皮肤的毫毛无区别。

Ⅱ期（PH2）：绒毛状，淡黑色，长而稀疏，直或稍弯，主要沿着阴茎基部或阴唇生长。

Ⅲ期（PH3）：毛粗而卷曲，黑色明显加深，稀疏地伸延到耻骨联合处。

Ⅳ期（PH4）：毛的形状呈成人型，但分布范围比成人的小，未达到大腿内侧面。

Ⅴ期（PH5）：毛的形状和分布范围完全为成人型，即呈倒三角形，其底边向外达到大腿内侧；在底边以上或腹白线无阴毛，若有阴毛则为Ⅵ期。

胡髭、腋毛发育的分期

Ⅰ期：无毛。

Ⅱ期：有毛。

Ⅲ期：成人型。

在青春期以前，男孩外阴处于幼稚状态，睾丸容积约 2mL 左右，阴茎长度＜5 厘米。待睾丸容积增至＞3mL 时即标志青春期的开始；随即出现阴囊增大，皮肤变薄、变红，阴茎增长、增粗；继而出现阴毛、腋毛、胡须和声音低沉等男性第二性征。在 G3～G4 期时，其生长速率达到高峰。男孩青春发育全过程历时约 4～5 年或者更长。由于男孩青春期比女孩迟 2 年开始，因此可比女孩多获得 8～10 厘米的身高，又因为男孩在青春期的身高增长速率高于女孩，故男孩在整个青春期中可比女孩多长高 3～5 厘米，所以成年男性成年身高比成年女性平均高出约 12.5 厘米。

女孩在出生时卵巢发育已经比较完善，但是卵泡尚处于原始状态。在儿童时期，卵巢发育非常缓慢。进入青春期以后再增强的 LH 和 FSH 的刺激下，卵巢内可见到卵泡发育，乳房开始出现硬结，这是青春期开始的标志。随着卵巢的迅速成长，雌激素水平持续上升，乳房、外生殖器、阴毛等逐渐发育，最后出现月经初潮。在 B3～B4 期时，其生长速率达到高峰。一般情况下，女孩在月经初潮以后，身高可再增加 4～6 厘米。

15 中医将小儿性早熟分为哪几种类型

（1）阴虚火旺：主要因小儿肾的阴阳不平衡，肾阴不足，相火亢盛所致，属肾对生殖机能调节障碍的一种表现。临床第二性征提前出现，兼阴虚火旺诸证，如潮热、盗汗、头晕、五心烦热，舌红少苔，脉细数。

（2）肝郁化火：主要因小儿疾病或精神因素导致肝失疏泄，郁而化火，致"天癸"早至，故第二性征提前出现。足厥阴肝经循阴部，抵少腹，布胸胁，肝经郁滞故伴胸闷不舒、心烦易怒、嗳气叹息，舌红苔黄，脉弦细数。

（3）痰热互结：主要因小儿脾胃运化功能失调，水湿停滞，水谷不化，日久化火，痰热互结，扰动"后天之本"所致，故临床表现除了第二性征发育外还有脾虚痰热内盛表现，如怕热、尿黄、黄短、便溏不爽、头重如裹、眼部分泌物、口中黏腻、面色萎黄、痤疮、皮肤疖肿疮疡、形体肥胖、肢体困重、体倦乏力、神疲、纳呆食少、带下黄臭，舌红、舌体胖大、舌苔腻、舌苔厚，脉滑。

NO.4

儿童性早熟的中西医治疗方法

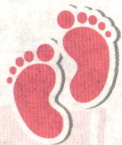

一位家长自诉，女儿 7 岁 4 个月，因乳房有疼痛到医院检查，结果如下：

1. HT 127.8cm，WT 22kg，双乳 B2 期，外阴 PH1 期。

2. 彩超：子宫切面形态正常，宫体大小约为 2.2cm×1.5cm×0.8cm，体颈比为 1.2∶1，显示宫腔线回声，未显示增厚的子宫内膜回声。双侧卵巢切面形态正常，左侧卵巢大小 2.8cm×1.3cm，右侧卵巢 2.9cm×1.4cm，双侧卵巢均显示 5～6 枚增大卵泡回声，卵泡最大径右侧 6mm，左侧 8mm。未显示实质占位性回声。陶氏腔内未显示积液回声。CDFI 未见明显异常。超声诊断：双侧卵巢增大，卵泡增多。

3. CR 检查报告：左手及腕关节诸骨骨质结构、形态未见明显异常，各小关节间隙尚可，周围软组织未见明显异常。

4. 超声波骨龄测量结果报告：当前年龄：7Y3M；骨龄：7Y3M；AHP-BP（SD）167.3（3.0）；AHP-TW（SD）169.3（3.5）。根据上面 3、4 项检查，医生认为 BA 片 =8.5 岁。

20 天后检查情况如下：

1. HT 128.1cm，WT 22kg，双乳 B2～B3 期，外阴 PH1 期。

2. 甲功三项正常；肝肾功能正常。

3. GNRH 激发检查

时间（分钟）	0	30	60	90
LH	＜ 0.07	2.59	2.44	1.87
FSH	1.21	7.21	10.01	10.53

4. 雌二醇 19.84 pg/mL，孕酮 0.61ng/mL，血清泌乳素 5.69 ng/mL，血清生长激素 0.241 ng/mL，血清胰岛素 0.48 mU/L，血清 C 肽 1.05 ng/mL，睾酮 < 0.35 nmol/L。

请问这个女孩子是性早熟吗？如果是，应该怎样治疗？需不需要注射达菲林呢？

1　性早熟治疗目的

孩子第二性征发育提前，家长最关心的是孩子今后的生长发育情况。因此，儿童性早熟治疗的短期目标为：①减缓骨龄进展，逐渐使其与实际年龄相一致。②控制和减缓第二性征成熟程度和速度。③阻止女孩的月经初潮。④治疗潜在病因。治疗的长期目标是：①改善成年后身高。②恢复儿童实际生活年龄应有的心理行为。

2　性早熟药物治疗的原则及方法

涵涵 5 岁了，最近总是说乳房疼，妈妈刚开始没在意，觉得可能是孩子贪玩撞到了。可是过了一个星期了，怎么还是疼呢？于是到医院检查，医生告诉涵涵妈妈孩子是乳房提前发育了。那么，发现孩子提前发育该怎么办呢？

（1）早期诊断、早期治疗。真性性早熟患儿治疗的早晚与疗效有密切关系。病程较短，病情较轻者，治疗效果好，对最终身高的改善明显。病程较长，病情较重者，特别是快速进展型患儿，其青春发育不仅提前而且加速，时相缩短，这种女童在乳房开始发育后，往往仅 1 ～ 2 年即会出现月经初潮。此时才开始治疗，不仅疗效较差，而且对最终身高的改善也十分有限。因此，对确诊的真性性早熟患儿，应及时给予有效治疗，才能使性征、生殖器官及骨骼的提前发育得到有效控制，最终身高得到明显改善。

（2）患儿的病程长短、病情轻重不一，应针对不同的病程及病情，采用相应治疗方案。若对病程较长、病情较重的患儿采用过轻的治疗方案，则病情得不到有效控制，特别在采用 GnRH 类制剂治疗快速进展型患儿时，如剂量不足，反而会促进性征及生殖器官的发育，使病情加剧。相反，若对病程较短、病情较轻的患儿采用过重的治疗方案，如采用 GnRH 类制剂治疗缓慢变化型患儿，不仅没有必要，而且有对下丘脑－垂体－性腺轴功能抑制过于激烈之虞。

（3）对病程较短、病情较轻的患儿，包括单纯乳房早发育及缓慢变化型真性性早熟患儿，单纯采用中药治疗即可取得满意疗效。一般治疗2～3个月后，患儿的乳腺组织明显变软，以后逐渐缩小、消退，子宫、卵巢也会相应回缩。

（4）对病程较长、病情较重的患儿，主要指快速进展型的真性性早熟患儿，可采用 GnRH 注射治疗，一般2～3个月后，乳腺组织明显变软，阴道分泌物减少。子宫卵巢较大的患儿，在此阶段可能会出现阴道出血，随着继续治疗，乳腺组织进一步缩小，子宫卵巢也会相应回缩，骨骼生长减慢、骨龄提前的程度逐渐减轻。对此类患儿也可采用中西医结合的方法治疗。如可选用甲地孕酮与中药联合治疗，发挥二者的长处，相互取长补短，既能使显著提前的生殖器官及性征发育得到有效的控制，又能明显改善其骨骼的发育。治疗恰当，同样能取得与 GnRH 相当的疗效。

（5）治疗过程中应定期随访，一般应每月随访2次。进行有关的临床检查，每3个月测定骨矿含量、骨密度，以及子宫、卵巢 B 超检查，每半年检测性激素、测算骨龄。经治疗，病情缓解后，可将使用的药物酌情减量维持，如果病情加剧，则应及时增加剂量，以使病情维持在缓解状态。患儿未按医嘱认真注射或服药，2次注射相隔大于5周或经常少服、漏服药物，是导致患儿病情加剧的常见原因。此外，一般秋、冬季节，孩子的生长速度较慢，病情易控制，春、夏季节，孩子的生长发育加快，往往原先的剂量需要及时调整，适当增加剂量。随孩子年龄增大，其性腺的功能也会逐渐活跃，使原先较低的剂量不足以维持，也应及时调整，适当增加剂量，以保持病情处于缓解状态。

专家提醒

　　性早熟患儿治疗过程中一定要遵医嘱定期复查，使医生及时了解孩子病情变化，作出相应的处理，不可擅自更改治疗方案或者盲目停药，以免前功尽弃。

3 性早熟要治疗多久

　　欢欢今年6岁了，半年前妈妈发现孩子的小乳房变得硬硬的、鼓鼓的，赶紧到医院找大夫检查，得知孩子是乳房早发育，一直在口服中药治疗。现在孩子吃药半年了，乳房肿块也软了，是不是可以停药了呢？性早熟的治疗疗程要多久呢？

　　单纯乳房早发育者，一般在中药治疗病情缓解后，巩固半年左右，可酌情停药，但仍应督促家长定期检查患儿的乳房发育情况，如未到青春发育年龄，再度出现乳房增大，可再给予治疗。缓慢变化型真性性早熟患儿，女童一般应维持治疗到10周岁左右，停药过早往往易出现病情复发。快速进展型真性性早熟，尤其是月经已初潮的患儿，一般应维持治疗到12周岁左右，过早停药往往很快病情加剧，而且由于骨骼生长加速得不到较好的控制，更加丧失了长高的机会。男性患儿一般治疗到 12 周岁停药。

专家提醒

　　治疗小儿性早熟一定要做到遵医嘱按期服用药物，尤其是病情较重的患儿过早停药往往导致病情反复、加重，影响孩子成年后身高。

4 性早熟治疗过程中家长应该注意什么

　　（1）凡在初诊时或治疗过程中出现身高、身高增长率或骨矿含量、骨密度低于正常同龄儿的性早熟患儿，特别是生长相对迟缓型真性性早熟患儿，应及时采用基因重组生长激素与控制性早熟的药物联合治疗。

　　（2）凡骨矿含量及骨密度低于正常同龄儿的性早熟患儿应同时给予钙剂及维生素 D 治疗。

5 儿童性早熟治疗常用西药

　　婉婉半年前查出得了性早熟，一直坚持定期到医院打针治疗。今天妈妈带婉婉来医院遇见了同学豆豆，原来豆豆也是来打针的，拿出药来发现怎么同一种病药还不一样呢？治疗儿童性早熟的西药都有哪些呢？

　　儿童性早熟应针对病因进行治疗，目前常用的药物有下列几种：

　　（1）孕酮类药：国外在 1960 年开始用安宫黄体酮治疗性早熟，其机理是能反馈抑制垂体分泌促性腺激素，从而使性激素下降，第二性征消退，但不能抑制骨骺融合过快，故不能改善最终身高。国内 20 世纪 70 年代有报道用该药治疗性早熟有一定效果，用量为 100～150mg，肌内注射，每 2 周 1 次。由于孕激素的化学结构类似于糖皮质激素，长期应用可以发生体重增加、轻度高血压，可能对肝功能有一定损害，个别报道能引起染色体断裂，近年国外已较少应用。

具体药物有以下几种：

1）甲孕酮：有抑制垂体促性腺激素分泌的作用，能使女性发育停止，男性抑制精子生成，但不能解决骨骼生长过速及骨骺过早闭合的问题。一般口服用量为每日 10～20mg，肌注为每次 100mg，每 2 周 1 次，症状减轻后减量。部分女性患者在用药 2 周后可能会出现阴道出血增多，但继续用药后会停止。有些患儿可出现高血压、糖尿病倾向及类柯兴综合征表现，停药后自行消失。甲地孕酮（妇宁片），其效价高，用量较小，副作用相对少，每日 6～8mg，分 3 次口服，待症状控制后逐渐减至最低维持量。

2）醋酸氯地孕酮：对性早熟症状的抑制作用较强，用量为每日 2～4mg，口服，可从小剂量开始，根据症状调整用量。

3）醋酸氯羟甲烯孕酮：有孕酮的作用并能拮抗雄酮，除能抑制性早熟症状外，也能阻止骨骼成熟，使身高增长。其口服用量为每日 70～100mg/m^2，分 2～3 次服。

4）环丙氯地孕酮：除能反馈性抑制垂体分泌促性腺激素外，尚有拮抗雄激素对靶器官的作用，更适合治疗男性性早熟。

（2）黄体生成激素释放激素类似物（LHRHa）：人工合成的 LHRHa 在大剂量重复给药时可抑制垂体分泌促性腺激素，这种抑制是可逆的，其最大优点是可以控制骨骼过速增长，从而改善最终身高。目前常用曲普瑞林，50～100μg/kg，肌内注射，每 28 天 1 次，副作用很少，偶有注射部位局部红肿。

6 哪些性早熟患儿适合使用 GnRH 类似物治疗

5 岁的小琳最近半年总是说乳房疼，最近几天内裤上出现了好多分泌物，妈妈赶紧带小琳到医院检查，医生说孩子是性早熟，要打针治疗。妈妈不明白，这种病都要打针吗？ GnRH 是做什么用的呢？

促性腺激素释放激素（GnRH）是下丘脑分泌产生的神经激素，对人类以及其他动物生殖的调控起重要作用。它能使黄体生成素释放，也能使促卵泡激素释放。其较集中分布于正中隆起外侧区，在弓状核、下丘脑视前区、多突室管膜细胞、松果体等处也有分布。

人工合成 GnRH 类似物在动物研究和人体研究表明，初始刺激后，长期使用可抑制促性腺激素的分泌，从而抑制睾丸和卵巢的功能。对动物进行的进一步研究提示另一作用机制：通过降低外周 GnRH 受体的敏感性产生直接性腺抑制作用。临床上对于有可能引起成年期矮身材或有心理障碍者，或两者兼有的中枢性性早熟患儿应进行必要的治疗。以下是需要使用长效 GnRH 来抑制青春期发育的适应证：

最主要的是明确诊断为中枢性真性性早熟的儿童，才考虑用促性腺激素释放激素类似物（GnRH）治疗。要有以下几个方面指征：

（1）小于 7 岁的女性和小于 8.5 岁的男性出现 1～2 种青春期体征的 CPP 患儿。

（2）GnRH 激发的 LH 浓度（LH 峰值或 LH/FSH 比值）达到青春期水平。

（3）快速进展型青春期（生长加速，进行性骨骼成熟及第二性征发育）。

（4）预期成年身高（在骨龄基础上）低于正常平均值减 2 个标准差或随访评估有明显的身高减损证据。

（5）存在心理或行为异常者。

专家提醒

对乳房早发育的女孩，必须在治疗前严密观察其发育进展的情况，若乳房时大时小，骨骺愈合加速不明显的，大多为部分性性早熟，不必使用促性腺激素释放激素类似物（GnRHa），但若最终发展迅速，一旦达到以上指征时，即提示此患儿发展为真性性早熟，就可以考虑用 GnRHa 治疗了。在治疗前，还要进行头颅蝶鞍部位的 CT 或 MRI，最好是增强法，以排除中枢的肿瘤，一旦发现肿瘤，应针对肿瘤进行必要的手术摘除。使用 GnRHa 抑制青春期进展的最重要目的是延缓骨骼成熟和提高成年期身高。

据报道，许多 CPP 患儿经过治疗达到了正常的成年期身高，大多数患儿经过治疗后的成年期身高较其治疗前的预测身高，或比未经治疗者的成年期身高有很大改善。

7 用促性腺激素释放激素类似物治疗性早熟后每个患儿都能明显改善成人期身高吗

珠珠 2 年前诊断是中枢性性早熟，定期坚持用 GnRHa 治疗。自从珠珠生病以来妈妈就很焦虑，时不时地拉着珠珠量身高。妈妈一直担心珠珠最后能长到正常身高吗？

用 GnRHa 治疗中枢性性早熟儿童的目的既是为了抑制其过早的性发育，亦是为了改善这些患儿的终身高，且此药优于其他药物的特点也在于此。然而，对每个患儿终身高的改善并不一致，也就是疗效不一样。终身高和预测身高的差值可认为是治疗后获得的身高，各家报道为3.5～6.5 厘米，最多有达 10 厘米者。这些差异可受开始治疗时骨龄大小、本身的遗传生长潜能以及治疗时间长短的影响，也受停药时骨龄的影响。如开始治疗时年龄小，骨龄超前显著，显示其成熟势头猛的，或开始治疗时预测身高显著低于遗传的靶身高，亦即生长潜力受损越大者效果越显著，另外，疗程长的较疗程短的效果好。但是，若开始治疗时骨龄太大，那么其剩余的生长潜力很小，治疗后所能获得的最终身高也是不理想的。

8 用 GnRH 需要治疗多久呢

用促性腺激素释放激素类似物治疗性早熟的疗程因患儿而异。一般说，疗程长效果好，疗程短效果不理想。所谓疗效是指患儿经药物治疗后达到终身高与治疗前预测身高之间的差值，差值越大，疗效越好。性早熟儿童骨龄大于实际年龄，提示以后的生长余地较少，经治疗使骨龄长得慢一点，使实际年龄逐渐赶上骨龄。但骨龄生长的减慢需要很长时间，每年仅能使骨龄生长延缓半年，也就是说年龄增长 1 岁，骨龄仅增半岁，这样的疗效就已经很好了。也有年龄增 1 岁，骨龄增长 9～10 个月的，这样挽回的生长余地就不多。所以，如果延长疗程，就可更多地延缓骨龄，争取更多生长余地，若疗程在 1 年之内，骨龄的延缓仅 4～6 个月，治疗的意义就不大，所以疗程一般在 1～2 年以上。国外报道，想要身高增长满意，疗程需达 4～5 年。当骨骺基本愈合或身高已达患儿和家属的期望值时，就可停药随访。

专家提醒

用促性腺激素释放激素类似物治疗性早熟疗程较长，家长一定要遵医嘱，不可随意停药，否则达不到理想治疗效果。

9 促性腺激素释放激素类似物治疗性早熟有什么副作用

小雨 6 岁了，3 个月前因为乳房增大到医院检查，得知是性早熟，医生建议打针治疗。可是近 3 个月小雨总是说头痛，妈妈担心是打针引起的。到底小雨的头痛和打针有关系吗？打针治疗性早熟会有副作用吗？

应用促性腺激素类似物尚未见有明显副作用报道，但应注意缓释剂所致过敏反应。治疗初期，由于大剂量给药会先出现一个短暂的促性腺激素升高现象，当达到有效治疗浓度时，才会出现对垂体脱敏或降调节作用，此时可出现阴道出血，但仅 1～2 次。在其他妇产科的报道中，个别患者用药后可出现热疹、头痛、情绪变化、失眠、肌痛、浮肿、体重增加或多囊卵巢等不良反应。

10 什么时候可用促性腺激素释放激素类似物联合生长激素治疗性早熟

娜娜今年 8 岁，半年前告诉妈妈乳房疼，妈妈没有在意，后来妈妈给娜娜洗澡时发现娜娜的乳房鼓起来了，而且内裤上有好多分泌物，这才带娜娜上医院检查。医生说娜娜是性早熟，要打针治疗。可是，排队打针的时候妈妈发现别的小朋友都打一种，为什么娜娜要打两种呢？什么样的孩子适合联合治疗呢？

如果身材矮小又患有中枢性性早熟的儿童，用促性腺激素释放激素类似物治疗后性征明显消退，可伴随生长速度更加缓慢，矮小的问题非常突出，生长激素激发试验又无生长激素缺乏。这种情况能否加用生长激素治疗？

身材矮小又患了性早熟的儿童治疗较为困难，目前只有用促性腺激素释放激素类似物（GnRHa）加生长激素联合治疗，才可能争取儿童长得高一些。

促性腺激素释放激素类似物治疗，使骨骼成熟延缓，骨骺融合延迟，这对于那些骨龄显著提前的患儿，为身高的增长争取了宝贵时间，有利于改善最终身高，但是 GnRHa 的使用又会使垂体分泌生长激素的峰值明显降低，从而导致其身高增长的速度减慢，因此对最终身高的改善有不利的一面。为了既延长身高增长的时限，又使身高增长的速度不明显减慢，以充分发挥患儿身高增长的潜力，理想的治疗方案是联合用 GnRHa

及生长激素。临床实践证明，两者联合治疗对改善性早熟患儿的身高确有明显效果。

临床上对于那些生殖器官及性征发育明显提前，而身高增长速率、骨密度的测定值低于同龄儿的性早熟患儿，采用生长激素联合治疗，往往会收到明显的改善身高增长的作用。治疗过程中，应注意钙剂和其他微量元素、维生素的补充。

专家提醒

生长激素的联合治疗，只有在患儿正处于快速增长期，长骨干骺端软骨板尚有一定的宽度，存在足够的生长潜力时，才能起到比较明显的促进作用。如果女孩月经初潮已至，男孩出现胡须、喉结和变声，身高已进入减慢增长期，长骨骨干与骨骺即将融合，身高增长的潜力很小了，联合用药意义不大，可以考虑单独使用生长激素的治疗方案。

11 哪些性早熟患儿适合手术治疗

7岁的敏敏最近内裤上总有分泌物，妈妈带她到医院检查，医生说孩子是发育提前，妈妈吓坏了，孩子是哪里出问题了，需要手术吗？

器质性病变引起的性早熟需要手术治疗原发病，具体包括以下几种：

（1）下丘脑、垂体、松果体部位肿瘤致真性性早熟患儿可采用立体定向放射技术治疗。经头颅MRI将肿瘤准确定位后，由计算机自动控制的Y射线或高能粒子聚焦在病灶部位，照射治疗后肿瘤可显著缩小、机化，性征明显消退，而对病灶周围正常的中枢神经组织损伤很小，也无开颅手术的创伤、出血、感染或麻醉意外之虞。此种方法安全、不良反应小、并发症少，且疗效肯定，使此类患儿的预后大为改观。

（2）确诊为性腺、肾上腺肿瘤致假性性早熟患儿，应尽早手术切除病灶。

（3）先天性肾上腺皮质增生症所致的女性假两性畸形患儿，宜在6个月至2岁行阴蒂部分切除术，并于青春期后进一步行外阴、阴道整形手术。

专家提醒

大部分性早熟都是由不良的生活饮食习惯引起的，但是不能忽略器质性因素，要做到尽早发现，尽早治疗。

12 中医如何辨证治疗儿童性早熟

根据性早熟的病因病机，中医一般分三种证型进行辨证治疗，在用药、治疗方法上讲究因人而宜。由于中医治疗具有灵活性，临床效果也是比较好的。

肾阴不足

证候表现：女孩乳房发育及月经提前来潮，男孩生殖器增大，有阴茎勃起，伴颧红潮热，盗汗，头晕，烦热，舌红少苔，脉细数。

治法主方：滋阴降火。知柏地黄丸加减。

方药运用：常用药：知母、黄柏、生地黄、龙胆草、泽泻、牡丹皮、山药、玄参、龟甲、茯苓等。

阴道分泌物多者加椿根白皮、芡实；阴道出血者加旱莲草、仙鹤草；

五心烦热者加竹叶、莲子心；潮热盗汗者加地骨皮、五味子。

肝郁化火

证候表现：女孩乳房等第二性征发育，月经来潮，男孩阴茎及睾丸增大，声音变低沉，面部痤疮，有阴茎勃起和射精，伴胸闷不舒，心烦易怒，嗳气叹息，大便秘结，舌红苔黄，脉弦滑数。

治法主方：疏肝清热，解郁散结。丹栀逍遥散加减。

方药运用：常用药：牡丹皮、栀子、当归、白芍药、柴胡、龙胆草、夏枯草、枳壳、薄荷等。

乳房胀痛明显者加青陈皮、郁金；硬结明显者加橘核、橘络、天花粉；烦躁、便秘者加决明子。

痰热互结

证候表现：女孩乳房发育，阴道分泌物增多，甚至月经早潮，男孩阴茎及睾丸增大，喉结明显，有阴茎勃起，伴形体偏胖，少动懒言，呕恶纳呆，舌苔厚腻，脉滑数。

治法主方：化痰清热，健脾利湿。二陈汤合二妙散加减。

方药运用：常用药：制半夏、陈皮、茯苓、苍术、知母、黄柏、柴胡、泽泻、甘草等。

专家提醒

中医药治疗性早熟，要根据孩子具体情况辨证用药才能取得较好效果，不能盲目使用一些所谓可以治疗性早熟的中成药，否则，药不对证，往往适得其反。

13 儿童性早熟的中医辨证加减治疗

在上述辨证治疗的基础上，有的医师对性早熟患儿进行中医辨证，发现均存在不同程度的阴虚火旺征象，表现为怕热、口渴、面红升火、烦躁易怒、五心烦热、盗汗、便秘及舌质红绛或舌边尖红等，予滋阴泻相火的中药治疗，如生地、玄参、知母、炙龟甲、龙胆草、黄柏等。用药后，随着阴虚火旺征象的显著改善，患儿的第二性征明显消退，骨骼生长显著延缓。对于病程较长，病情较重的患儿，予甲地孕酮联合治疗，也能取得良效。

有的医生从肾阴不足与肝郁化火入手，前者应用知柏地黄丸加减，后者应用丹栀逍遥散加减，同时对阴道分泌物多者加椿根皮、芡实，阴道出血者加旱莲草、仙鹤草，五心烦热者加竹叶、莲子心，潮热盗汗者加地骨皮、五味子，乳房胀痛者加香附、郁金，临床疗效颇佳。临床上也有以滋阴泻火法为主，用知柏地黄丸加减治疗性早熟患儿，取得了较好疗效。

有的医生从肾、肝、脾论治小儿性早熟。肝肾不足、阴虚火旺型表现为乳房结块，摸之偏硬，按之有痛，性情烦躁，易面部升火，手足心热，多食便秘，舌红少苔，脉细数，药用生熟地、怀山药、山茱萸、泽泻、知母、丹皮、夏枯草等。肝脾不和、气滞痰凝型表现为乳房结块，摸之柔软，无痛或有痛，时大时小，性情忧郁，或多思虑，纳差，舌质红，苔腻，脉弦滑，药用柴胡、白芍、郁金、香附、茯苓、瓜蒌、当归等。

有的医生对性早熟患儿既有阴虚火旺，又有脾肾两虚、痰湿凝滞，或见瘀滞脉络的不同病机归纳了辨治六法：

（1）温肾健脾，化痰散结法：用于脾弱肾亏，痰湿凝滞者。拟用加味二陈二仙汤。药用：姜半夏、陈皮、青皮、仙茅、仙灵脾、王不留行、炮附子、川贝、炮山甲、全瓜蒌、荔枝核、益智仁。连服 2～4 周。

（2）养血疏肝，活血通络法：用于肝郁血虚，脉络瘀滞者。拟用消郁活络汤。药用：当归、赤芍、白芍、酸枣仁、远志、丹参、橘核、陈皮、山楂、首乌、郁金、木香。连服 1 个月或隔日 1 剂，并提倡配合儿童心理疗法。

（3）滋阴降火，软坚散结法：用于肝肾阴不足，肝火偏亢者。拟用泻肝滋阴汤。药用：龙胆草、鹿角霜、栀子、黄芩、白芍、车前子、生地、泽泻、龟甲、夏枯草、麦芽、女贞子。一般连服 2～4 周。

（4）滋补肝肾，化痰散结法：用于肝肾阴虚，痰气搏结者。拟用加减地黄汤。药用：熟地、山药、萸肉、丹皮、茯苓、山甲、川贝、荔枝核、太子参、杜仲。此型需缓图而收功，约服药 4～8 周。

（5）温肾壮阳，补益命门法：用于肾阳不足，命门火衰者。拟用加味右归饮。药用：熟地、巴戟天、山药、杜仲、仙灵脾、太子参、制附子、肉桂、桑寄生、白芍、苁蓉、甘草。可连服 2～4 周。

（6）行气化痰，扶正活血法：用于脾虚痰凝，气滞血瘀者。拟用桃红六君汤。药用：半夏、太子参、山慈菇、陈皮、茯苓、赤芍、白芍、红花、桃仁、三棱、莪术、枳壳、八月札、天竺黄。连服 2～6 周。

临床观察，据辨证灵活运用此六法，患儿临床第二性征消退，子宫及卵巢容积显著缩小，血清卵泡刺激激素、黄体生成素及雌二醇水平有显著下降。同时指出，应适当配以穿山甲、荔枝核、山慈菇、皂角刺等化痰攻瘀散结之品，以标本兼顾。

14 女性性早熟都要补肾吗

真性性早熟女孩的第二性征甚至月经提前出现，同时伴有骨骼生长加速、成熟提前，由于骨骺过早融合，往往成年后身材较矮。对患儿进行中医辨证，发现均存在不同程度的阴虚火旺征象，且大多十分显著。表现为怕热、口渴、面红升火、烦躁易怒、五心烦热、盗汗、便秘及舌质红绛或舌边尖红等。按照辨证施治的原则，给予滋肾阴泻相火的中药治疗，随着阴虚火旺征象的显著改善，患儿的第二性征明显消退，骨骼生长显著延缓。这种作用对病程较短、病情较轻（Tanner Ⅱ～Ⅲ期）的患儿尤为明显。对于病程较长、病情较重（Tanner Ⅳ～Ⅴ期）的患儿，可与甲地孕酮联合治疗，相互取长补短，也能取得与国外常用的 GnRHa 相当的疗效。当患儿到达正常青春期年龄后，改用益肾填精的中药治疗，则可促使其更好地青春发育。

（1）补肾中药对性早熟患儿下丘脑－垂体－性腺轴功能的调节作用：补肾中药对性早熟患儿下丘脑－垂体－性腺轴功能有调节作用，同时可在转录水平调节成骨细胞 BGP 的基因表达，故可达到改善性早熟患儿骨骼发育的作用。真性性早熟女孩的血清 FSH、LH 及 E2 水平显著升高，LHRH 兴奋试验呈现功能亢进的特征性变化，子宫、卵巢的体积显著增大。经滋肾阴泻相火中药治疗获临床缓解后，患儿血清 FSH、LH 及 E2 水平显著下降，LHRH 兴奋试验的 LH 峰值显著降低，反应曲线明显趋向正常，子宫、卵巢明显回缩，第二性征消退。当患儿到达正常青春期年龄后，改用益肾填精中药可使其下丘脑－垂体－卵巢轴的功能重新活跃，血清 FSH、LH 及 E2 水平升高。研究结果表明，补肾中药对性早熟患儿的下丘脑－垂体－性腺轴功能具有明显的调节作用，从而可起到调整患儿青春发育进程的作用。

（2）补肾中药改善性早熟患儿骨骼发育的作用：真性性早熟患儿的骨骼生长加速，骨龄明显提前，骨矿含量及骨密度显著增高，最终身高的预测值显著低于健康儿童。经滋肾阴泻相火中药治疗获临床缓解后，患儿的生长速度减慢，骨龄提前的程度明显减轻，骨矿含量及骨密度显著降低，最终身高的预测值明显增加。这说明，滋肾阴泻相火中药具有减慢骨骼线性生长及延缓骨骼成熟的作用，从而可防止骨骺过早融合并改善最终身高。

15 性早熟的常用中成药有哪些

有的家长觉得每日给孩子熬服中药汤剂过于繁琐，且中药汤剂口味较差，孩子的依从性难以提高。以下是临床治疗性早熟常用的几种中成药，在咨询孩子的主治医师后可选择应用。

（1）知柏地黄丸：由知母、黄柏、熟地、山药、山茱萸、茯苓、泽泻、丹皮组成。其主要功效是滋阴养肾，用于治疗阴虚火旺引起的各种疾病，包括儿童性早熟。每次 3g，每日 2 ～ 3 次。适用于肾阴不足轻症。

（2）大阴补丸：由知母、黄柏、熟地、鳖甲组成。是滋阴降火的典型药物。用于治疗肝肾阴虚、虚火上炎引起的各种病证。每次 3g，每日 2 ～ 3 次。适用于肾阴不足轻症。

（3）左归丸：由熟地、山药、枸杞子、山茱萸、牛膝、菟丝子、鹿胶等组成。功能滋阴养肾，益精填髓。可治疗肝肾精血虚损引起的性早熟。

（4）逍遥丸：由柴胡、白芍、当归、茯苓、白术、甘草（炙）、薄荷、生姜等组成。此方专为肝郁脾虚、脾失健运之证而设，为中医调和肝脾的名方。功能舒肝健脾，养血调经。适用于单纯乳房早发育肝郁气滞证轻症。每次 3g，每日 2 ～ 3 次。

治疗过程中应及时恰当处理同时存在的其他病证，如舌苔厚腻者，可采用化湿的中药治疗；便秘者可采用清热润肠的中药，如清宁丸、麻仁丸等；在 GnRHa 或甲地孕酮治疗初期，有阴道出血的患儿，可酌情给予止血药或中药对症治疗。

16 针灸治疗儿童性早熟

目前，针灸治疗儿童性早熟的研究正在探索中，医学界尚无一致意见。根据中医理论，针灸治疗性早熟应是可行的。可请针灸科大夫对孩子进行整体辨证后选穴治疗。以下为选穴参考：

（1）耳针：取内分泌、卵巢、睾丸、肝、肾等。

（2）体针：取三阴交、血海、肾俞、肝俞、太冲等。

17 什么是小儿推拿疗法

小儿推拿疗法，亦称"小儿按摩术"，是在长期的临床实践中逐渐形成的一种专门用于防治小儿疾病的自成体系的推拿治疗方法。这种疗法简单、方便、有效，不受设备、医疗条件的限制，又能免除患儿服药打针之苦，因此深受患儿及其家长的欢迎。小儿推拿的手法不同于成人推拿手法繁多，其操作简便，易于掌握。强调以轻柔着实为主，要求轻快柔和，平稳着实，适达病所。小儿推拿的穴位特点，主要表现在特定的穴位上。这些穴位大多集中于头面及上肢部，且穴位不仅有点状，也有线状和面状。点状，即一个点是一个穴位，如手背腕横纹中央点即是一窝风穴（相当于针灸的阳池穴）。线状，即从一点到另一点连成的一条线，如前臂的三关穴和六腑穴都是线状穴。面状，即人体的某个部位就是一个穴，如整个腹部为腹穴。临床操作中，一是强调先头面、次上肢、次胸腹、次腰背、次下肢的操作程序；二是强调手法的补泻作用；三是重视膏摩的应用和使用葱汁、姜汁、滑石粉等介质进行推拿，这样既可保护娇嫩皮肤不致擦破，又增强手法的治疗作用。

小儿推拿的对象一般是指5岁以下的小儿，用于3岁以下的婴幼儿，效果更佳。其治疗范围比较广泛，如泄泻、呕吐、疳积、便秘、厌食、脱肛、感冒、发热、咳喘、惊风、遗尿、肌性斜颈、斜视、小儿瘫痪等。

小儿推拿常用穴位见下图：

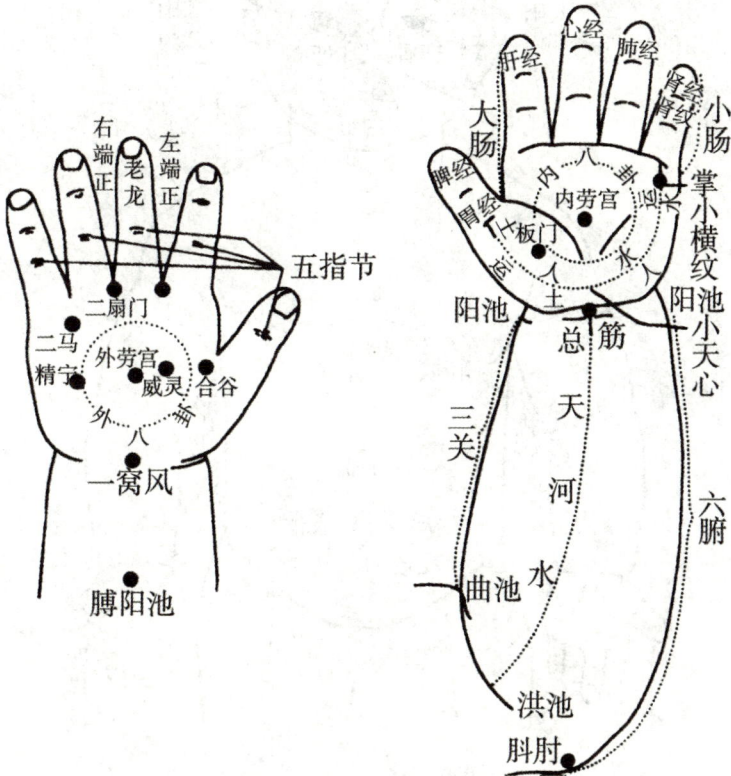

图1 小儿特定穴上肢图

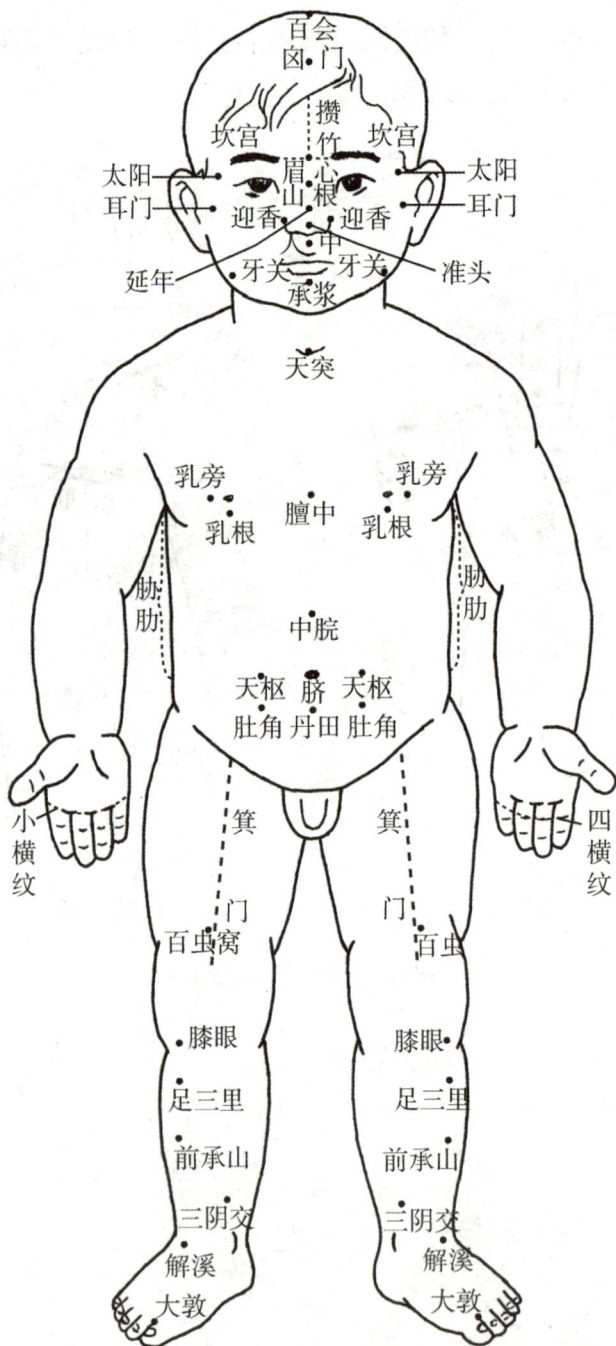

图2 小儿特定穴正面图

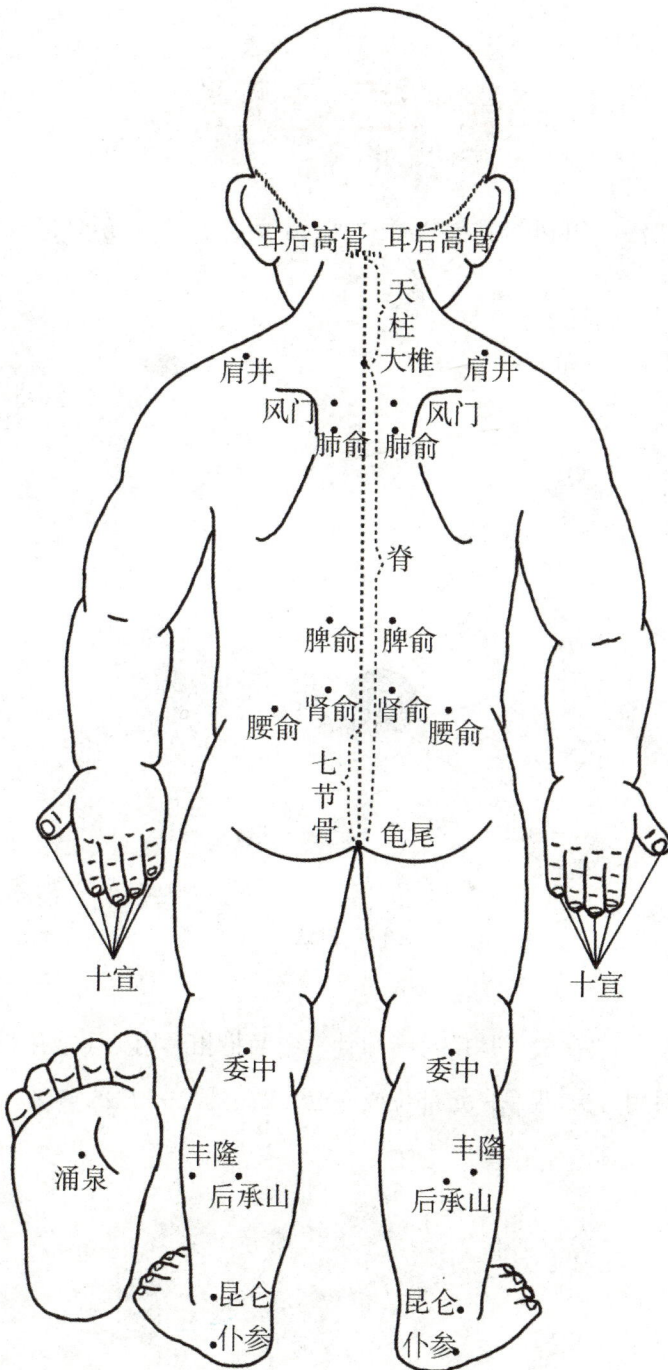

图3　小儿特定穴背面图

18 小儿推拿常用的手法有哪些

（1）推法：用拇指或食、中二指螺纹面沿同一方向运动，称为"推法"。

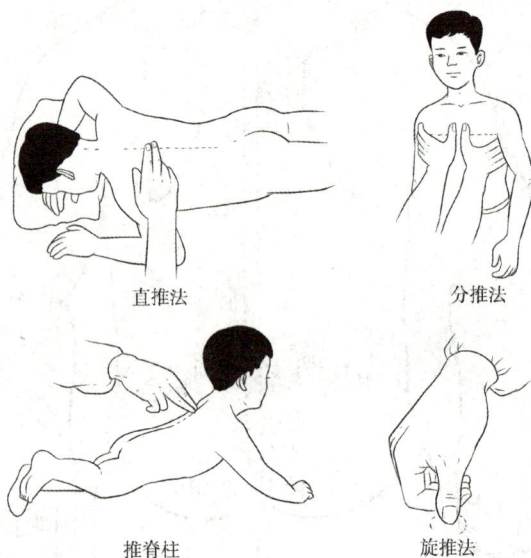

直推法

分推法

推脊柱

旋推法

图4　推法

（2）拿法："拿法"是用拇指和食、中两指相对用力（或用拇指和其余4指相对用力），提拿一定部位或穴位，做一紧、一松的拿捏。

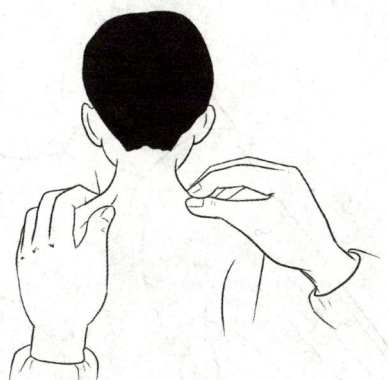

图5　拿法

（3）按法："按法"是用手指或手掌按压小儿的一定部位或穴位，逐渐用力向下按压。

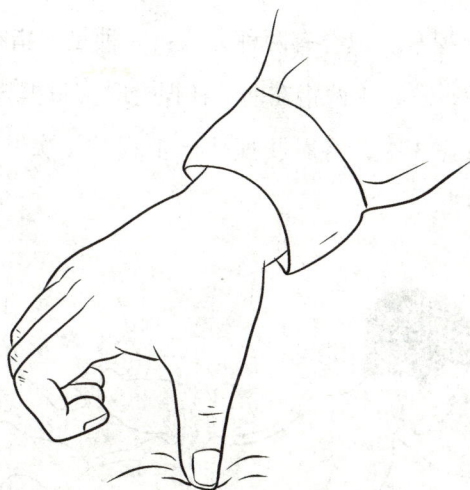

图6　拇指按法

（4）摩法："摩法"是用食指、中指、无名指和小指指腹或手掌掌面放在一定部位，以腕关节带动前臂，沿顺时针或逆时针方向做环形抚摩。频率是每分钟120次。

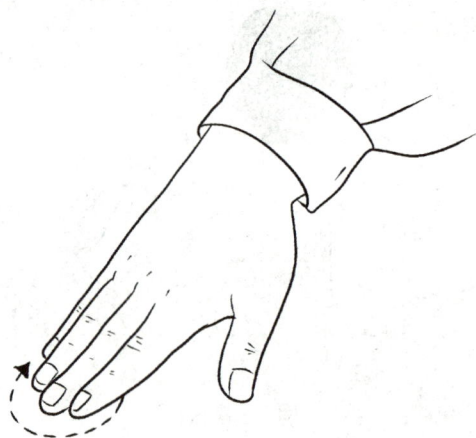

图 7　指摩法

（5）捏法（捏脊）：捏法是用拇指、食指、中指三指轻轻捏拿肌肤，作用于背部正中，又叫"捏脊"。从"长强穴"到"大椎穴"成一直线，操作时应由下向上捏拿。捏脊有两种方法：一种是拇指在前，食指在后；另一种是拇指在后，食、中两指在前。在捏脊时，每捏 3～5 遍后，在第 4 或第 6 遍时，每捏 3 次，将肌肤捏住向上提拉 1 次，称"捏三提一"，也可以"捏五提一"。

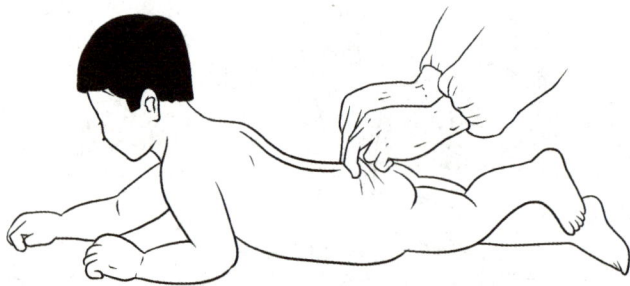

图 8　捏脊法

（6）揉法："揉法"是用手指的螺纹面、大鱼际或手掌，作用于一定的部位或穴位，做环形揉动。

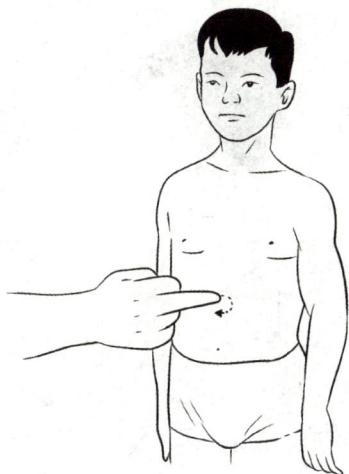

图 9　指揉法

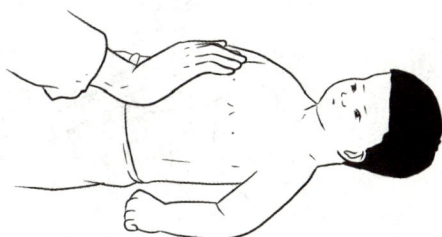

图 10　掌揉法

（7）掐法："掐法"是用指甲着力重按穴位。

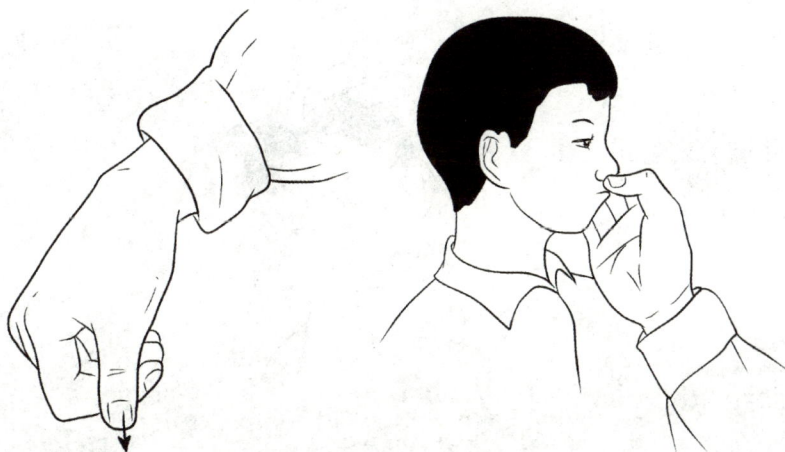

图 11　掐法

（8）擦法："擦法"是用手掌、鱼际或食、中指二指螺纹面着力于一定的部位，做往返的直线擦动。

（9）搓法："搓法"是用双手的掌面夹住或贴于一定部位，相对用力做快速搓转或搓摩，并同时做上下往返的移动。

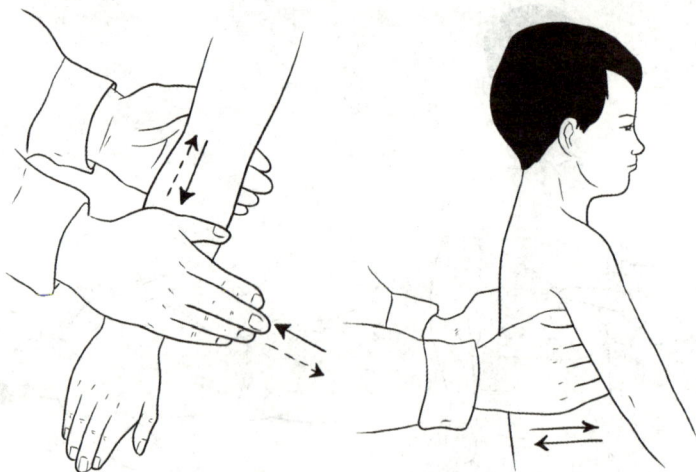

图12　擦法（左）与搓法（右）

（10）摇法："摇法"是用一手持住肢体或关节的近端，另一手持住关节的远端，做一定幅度的摇动，如摇颈。

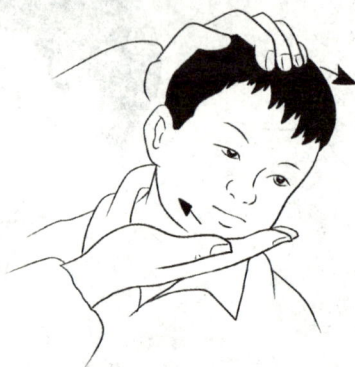

图13　摇法

19　耳穴贴压治疗性早熟

取交感、内分泌、肾、肝、神门、脾。先将耳郭用75%酒精消毒，以探棒找阳性反应点，然后将带有王不留行子的胶布贴于阳性反应点处，手指按压，使耳郭有发热胀感。每日按压 5 次，每次 5 分钟，1 周换贴 1 次，两耳交替。3 个月为 1 个疗程，时间为 6 个月至 2 年。

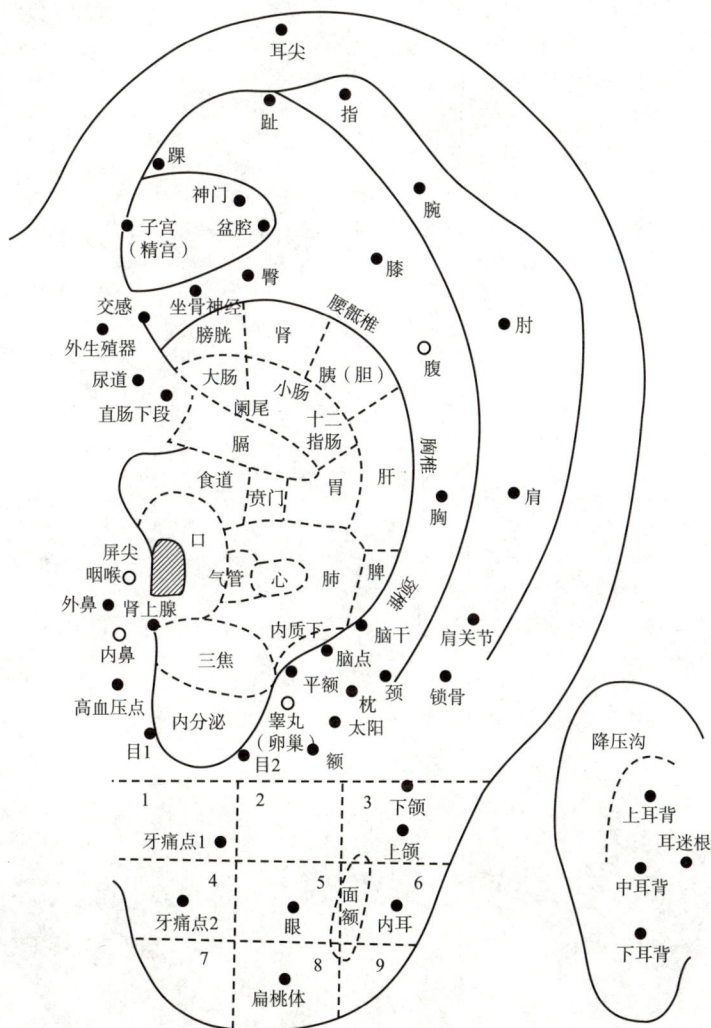

图 14　耳穴定位示意图

NO.5

孩子得了性早熟，父母是最好的保健医

一位家长自诉，女儿今年 7 岁半，右侧乳房开始发育，下身有分泌物。超声波检查结果是：子宫位置、形态、大小正常，呈幼稚型，宫壁回声分布均匀。左侧卵巢大小约 22.3mm×7.2mm，右侧卵巢大小约 23.4mm×10.6mm，双侧卵巢内可见小卵泡回声，其中较大的一个直径约 2.3mm；双侧附件未见明显异常回声团块。CDFI：子宫未见明显异常血流信号。骨龄检测：腕骨骨骺出现 8 个，尺骨茎突已出现，尺桡骨及掌指骨骨骺发育可，骺线清晰，均未愈合，第一掌骨远端内侧籽骨未出现。血液检查：促卵泡刺激素 2.89mU/mL，促黄体生成素 0.17mU/mL，血清泌乳素 40.25ng/mL，雌二醇 6.17pg/mL，睾酮 0.21ng/mL。磁共振检查脑垂体发育正常。这种情况属于性早熟吗？该怎么办？

另一位家长自诉，小儿男性，6 岁，身高 1.2m，23kg，半年前阴茎发育，现约 6cm 长，2008 年 11 月 27 日检测 T 105ng/dL，肾上腺 CT 无异常，睾丸（23mm×13mm×10mm），附睾彩超未见异常，蝶鞍 MRI 平扫未见异常。2009 年 2 月 2 日检测 E2 10.00ng/L，PRL 6.47μg/L，LH 0.45U/L，FSH 1.18U/L，T 26.15ng/dL，GnRH 实验 LH60 峰值 1.33U/L，FSH60 峰值 1.32U/L，17α 羟孕酮 0.59ng/mL。现轻度变声，无喉结，有少量胡须和阴毛，骨龄不足 5 岁（4.5 岁）。省妇幼性早熟专科医生建议观察，定期复查睾酮。

上述两位家长的孩子，反映了一个共同的问题，就是我的孩子出现性早熟症状后，作为家长，首先应该采取怎样的措施？下面我们来具体分析一下。

1 家长怎样判断孩子是不是属于性早熟

平时家长对孩子应多加观察，例如女孩在洗澡、换衣服时，当妈妈应注意女孩胸部的情况，有的女孩在乳房开始发育时，会向母亲诉说乳房疼痛等情况，如用手轻轻抚摸，里面有一个小硬块，这就是乳核，女孩在月经初潮前往往阴道分泌物明显增多。男孩先有睾丸增大，喉节明显，声音变粗，有的会出现乳房硬块、疼痛，继而出现阴茎发育等。

2 发现孩子性早熟家长应该怎么做

当家长怀疑孩子有这方面的问题时，应及时带孩子去医院咨询、就诊。如果孩子被确诊患有性早熟，家长除积极配合医生治疗外，还应给予孩子更多的关心和爱护，并对其进行适当的性教育，使孩子了解自己身体的真实情况，消除精神压力。

（1）家长教育：家长教育在性早熟治疗过程中起到非常重要的作用。孩子确诊得了性早熟后家长往往焦虑，有些表现为紧张、自责，如不该给孩子使用过多保健品、避孕药放置不当导致患儿误服等，也有些家长甚至责骂患儿不听话导致严重后果，并以"长不高""来月经"恐吓患儿，导致患儿恐惧。此时，医生要耐心向家长及患儿讲解青春期发育受遗传、种族、光照、营养、地域和生活条件等多种因素的影响，因此，青春期发育的时间，稍有提前和错后都不要担心。同时，也要有思想准备，因为有些性早熟是缺乏有效治疗方法的，那就更要依靠父母的悉心照料了。

面对孩子的青春期困惑，家长首先应该摆正自己的心态，主动把有关青春期的知识告诉孩子，及早进行疏导和教育。家长还应采取措施让孩子把精力转移到学习和运动上，要让孩子明白，也许自己是比同龄的孩子长得高、长得大，但这只不过是在发育上比别人早走了一小步罢了。因听觉、视觉上的刺激会促进儿童性早熟，要求家长避免在儿童面前亲热，并注意防止儿童看电影、电视中的成人镜头，以免促进其性心理早熟。

（2）饮食控制：充足而营养丰富的食物对人的发育生长具有重要的促进作用。随着人民生活水平提高，特别是儿童时期饮食结构和行为习惯发生了较大转变，如经常食用营养保健品、高蛋白饮食、人工饲养肉类、儿童饮料等，营养过剩是引起孩子性早熟的主要原因之一。因此，要求家长及患儿控制饮食，禁止食用各种滋补品、保健品、油炸食品、人工催熟的鸡鸭等肉类。患儿既要控制饮食又要保证生长发育所需的营养，因而要教育儿童及家长保持均衡营养，合理搭配，多食粗粮、蔬菜、水果，每天吃 1 个鸡蛋，喝 500mL 牛奶（肥胖儿最好食用脱脂高钙牛奶），肉类可食用含脂肪较少的瘦肉、牛肉、鱼肉，尽量在家用餐，保证饮食的控制。

（3）运动锻炼：选择适合儿童的有氧锻炼，促进下肢骨的快速生长，提高基础身高。如运动试验疗法：饭前半小时，慢跑 5 分钟，心率 100～120 次/分；做广播操 5 分钟，心率 100～120 次/分；快速跳绳 5 分钟，心率 140～160 次/分。中间可休息 2 次，每次 1 分钟。另外，可不定时进行跑跳、爬楼梯、踢毽子等适合儿童的运动。

（4）睡眠：生长激素在夜里 10 时和凌晨 2 时分泌最多，因此要求患儿养成晚 9 时入睡的习惯，在晚 10 时之前达到深睡眠。家长配合减少患儿晚间的活动，避免兴奋，拉上窗帘、关灯，创造入睡环境。学龄儿童的作业尽可能在晚 8 时之前完成，必要时可让患儿早起完成余下的作业。

（5）心理支持：除了采取检查和治疗措施之外，父母要特别注意关心孩子的心理变化，明确诊断后向孩子讲一些必要的知识，帮助孩子适应自己身体的新变化，所以，保护好孩子是家长的当务之急。每天多与孩子交流，倾听孩子的心声，做孩子的朋友，让孩子保持好心情，以促进其健康成长。根据不同年龄及所处的背景进行适时、适量、适度的青春期教育，避免给患儿造成心理阴影。同时，结合儿童的心理特点，多关心儿童的愿望和心理需求，进行性教育，引导儿童正确认识性生理现象，避免早恋甚至早孕。

（6）生活护理教育：生活中家长尤其是母亲应关注患儿，倾听患儿对自身感觉的描述，教患儿正确的青春期知识，乳腺发育女童注意穿衣，既适当遮挡，避免引起他人关注或骚扰，又要防止剧烈运动引起疼痛。教会女童月经期的卫生知识及自我护理，正确使用卫生巾，2小时更换一次，不多接触冷水，不食用冷食，经期不盆浴等。

（7）依从性教育：部分患儿依从性差，不能控制饮食，不愿锻炼，影响治疗效果。为保证患儿配合治疗，除对其耐心说服教育外，还可采用双方协议签保证书的形式，把健康教育内容中要求患儿遵从的部分写出来。有的医生发现，在定期复查中，发现签保证书的患儿依从性好，饮食控制、运动锻炼都收到了很好的效果。

专家提醒

有的家长听说肉、蛋、奶会导致孩子性早熟，就吓得断绝了孩子此类食物的摄入，这是十分错误的做法，会造成孩子营养不良，体质下降，甚至会影响身高的增长，是不可取的。对于性早熟的孩子，我们应该在保证正常生长营养需要的前提下，进行合理的饮食控制。

3 怎样正确对待性早熟的女孩

这是现实生活中，家长和老师面临的一个新课题。这些女孩虽然有月经来潮，但是身心发育相对滞后，缺乏处理月经和对待第二性征发育的科学知识，致使有的女孩因不讲究卫生而染上外阴炎或阴道炎，严重者会由此罹患子宫内膜炎、附件炎或盆腔炎，导致终生不孕；也有的女孩，因乳房膨隆而害羞，偷偷地用布带把胸部紧紧地束缚起来，这不仅有害于乳房的发育，还可使胸廓和心肺的正常发育受到严重的影响。学校应开展心理卫生的课外讲座，并在劳动课及体育课时照顾她们的特殊性。在家里，妈妈应仔细观察她们的变化，主动询问这方面的问题，耐心地进行指导，帮助她们搞好月经期的卫生，保护好乳房等器官，以防种下病根而遗憾终生。

心理学家把孩子进入青春期称为"第二次诞生"，此时性腺开始分泌性激素，它不仅会促进性器官和副性征的发育，还会影响大脑的思维和意识，其行为也相应地有所变化。在青春期以前，男女儿童之间亲密无猜。进入青春期后，从表面上看，孩子喜欢同性，可是内心世界却对异性有不同程度的爱慕和神秘感。性早熟的女孩虽然卵巢开始排卵，可是就整个身体来说，仍然处于生长发育阶段，中枢神经系统的机能还不完善，难以很好地控制和调节各器官的生理功能。况且，现在又过早地出现一个"性兴奋灶"，常常会产生性的意识，幼稚的孩子又缺乏理智和控制力，极容易受环境影响而发生性冲动。父母应及时对她们进行性教育，引导她们把全部精力集中到长知识、长身体方面来，既不要过分地限制她们和男孩子交往，又要防止她们过早地谈恋爱；既不能太限制她们阅读课外书刊和观看

影视节目，又要防止她们看一些不健康的书籍等。在饮食上，注意

不要偏食，以免发生缺铁性贫血或青春期甲状腺肿。有的少女怕体态臃肿而故意节食，必须加强教育，予以纠正。在衣着上要美观大方，不宜过于艳丽，更不要浓妆艳抹，花枝招展。衣裤不要过于瘦窄，以免影响发育，或者由此染上手淫恶习，给身心发育带来不良的影响。

4 了解青春期孩子的性心理

对于青春期的孩子，一方面，他们对性很好奇，哪怕是一个小小的动作或者一个敏感的部位，都足以使他们产生许多有关性方面的联想，并伴随一种强烈的探求和尝试的欲望。此外，产生的消极心理暗示会对成年以后的性心理造成不良影响。

另一方面，他们对性很恐惧。青春期的孩子由于性心理尚不成熟，青少年有的时候并不能控制自己的本能，也最容易造成少女早孕的终身遗憾，所以，在这个特殊时期，对在性问题上有困扰的、有冒险精神的青少年需要加强引导。如果不加以引导会造成孩子对性的认识慢慢走入歧途。

另外，对于一部分早发育的孩子来说，由于与其他同龄孩子生理上的差异，会使他们产生自卑心理，需要家长及早关注。

专家提醒

随着孩子生理发育的提前出现，这一时期的孩子或多或少在性方面都会出现一些问题，有各种想法不足为怪，但需要对其及时正确地进行心理引导。

5 家长应该如何对孩子进行正确的性教育

儿童对性问题比较敏感，但又不愿意多求教父母，很多少年儿童的性知识不是来自家长、学校，而是从与同伴的交流或者书刊影视作品中得来的。从这些渠道得来的性知识往往会带给孩子不正确的引导，而许多性心理障碍都源于童年时期。因此，性教育应该开始于儿童和少年时期，家长应积极参与性教育，使孩子从小就得到正确的性教育。

心理学家认为，要根据孩子的年龄对孩子进行不同内容的性教育。

5岁前：性教育主要是解决性别认同问题，家长应在洗澡、睡前很自然地让孩子认识自己的身体，不要有意把女孩扮成男装或将男孩扮成女孩，以免孩子从小对自己和他人形成性朦胧意识，从而影响孩子的性取向。

5～7岁：在求知欲驱使下常对男孩与女孩性的差异感到迷惑不解，会向父母提出各种问题。此时父母应该根据自然现象，简单明了地回答他们的问题。不能过分详细地讲述性、生殖等情节。如果讲不透，孩子的好奇心得不到满足，会更觉得神秘。

7～14岁：这期间家长要对孩子进行较系统的性知识教育。在同青春期之前的儿童谈性时，可借助自然现象、童话、寓言故事，采用比喻的手法把性教育内容穿插其中。家长可以从植物开花结果讲起，接着联系人的性与生殖。家长还可以用动物的生殖活动进行比喻，和孩子谈蝴蝶的交配，金鱼或鸡、猫的繁殖等，以帮助孩子理解性知识，而不用直接、详细地介绍人类的性行为，避免给这个年龄的孩子带来不良影响。在性知识教育的同时，还要进行性道德教育，帮助少年控制自己萌发中的性冲动，防止性过错行为的发生。

14～18岁：这期间父母应主动关心询问孩子的性困惑，采取合适的方式进行交流，比如买有关青春期性知识的书籍放在孩子桌上，并通过书信等方式与孩子交流。

专家提醒

家长在孩子面前，一定要注意自己的言行举止，不要当着孩子的面过于亲密，不要说一些少儿不宜的词汇，不要在孩子面前观看过于暴露的电视、电影镜头。这些感官上的刺激都会促进孩子青春期的发育。

6 降低过高期望值，尝试成长慢教育

由于人口生育的限制以及巨大的社会、生活压力，绝大多数家庭对孩子抱有超高的期望，望子成龙，望女成凤，要让孩子赢在起跑线上，结果造成拔苗助长的悲剧。

有研究显示，学习压力可以导致孩子性早熟。过高的期望使得家长在学习及生活中对孩子要求过于严苛，抛开学校繁重的学习任务，家长还要给孩子制定额外作业，报各种课外补习班，将孩子的运动时间剥夺殆尽，而且睡眠时间也一再减缩。长此以往，不仅孩子体质遭受损害，心理上也承受很大的压力，小小年纪便"老弱"不堪。另外，体育运动的减少、睡眠时间的缩短也是导致内分泌紊乱的因素之一。所以，过高的期望很有可能导致孩子身体和心理的双重早熟，应引起家长的足够重视。

孩子的成长是分阶段逐步进行的，他的成长有自己的节奏，超前教育及高压教育都不甚可取，我们要尽量顺应孩子的自然成长过程，把成

长还给孩子，而我们需要做的就是放慢脚步陪伴孩子，让孩子在快乐中慢慢长大，记住"欲速则不达"。

专家提醒

在这个功利性越来越强的社会，我们的内心充满了焦虑和不安，在教育孩子的过程中很容易失去情绪的良好控制，将负面的情绪传染给孩子，影响孩子的健康成长，所以作为父母，我们要尽量保持心境的平和，不仅对我们自己有益，而且对孩子的成长也是有利的。

在日常的生活和学习中不要总是催促孩子，给孩子造成过重的心理负担，要提醒自己"慢慢来"，学会容忍孩子的"慢成长"。

7 养成良好饮食习惯，有效控制体重增长

多数研究表明，脂肪堆积对性早熟的发生有推动作用，性早熟发病率升高的原因与儿童肥胖率增加有关，青春期启动年龄与体脂肪含量、BMI有密切关系。单纯性肥胖能引起女童性早熟，且性早熟的女童特别是伴有中心性肥胖的女童青春期后更容易肥胖。这可能因为性早熟儿童体内较高的雌激素水平有助于脂肪蓄积，肥胖儿童过多的脂肪能引起雌激素水平升高，从而导致乳房发育。而青春期的逐渐肥胖和胰岛素抵抗对男性生殖功能有着非常不利的影响，肥胖可能对男性儿童性发育具有促进作用。

营养过剩是引起孩子性早熟的主要原因之一。中国家长的传统思想

是"再苦不能苦孩子""有好吃的紧着孩子吃"，随着生活水平的提高，物质条件的改善，家长对孩子的溺爱有过之而无不及，主要体现之一就是在"吃"上。肉、蛋、奶制品从不短缺，有的父母更是经常带孩子到饭店用餐。殊不知正是家长的溺爱导致孩子的营养过剩，由此引发孩子的肥胖及性早熟等。因此，要求家长及患儿控制饮食，禁止食用各种滋补品、保健品、油炸食品、人工催熟的鸡鸭等肉类，以达到控制体重，使内分泌系统正常化的目的。家长要让孩子保持均衡营养，合理搭配饮食，多食粗粮、蔬菜、水果等，尽量在家用餐，保证饮食的控制，养成良好的饮食习惯，远离疾病困扰。

专家提醒

　　保证孩子成长所必须的营养很重要，但要注意"过犹不及"哦。

8 加强体育锻炼，合理安排作息时间

　　正如上文所说，肥胖可能是导致孩子性早熟的重要因素，而性早熟的孩子也更容易发生肥胖，所以合理控制孩子的体重也是性早熟患儿父母的重要任务，并且性早熟对孩子的一个重要影响就是达不到理想的最终身高，而控制体重及促进身高增长都离不开体育锻炼，故加强性早熟患儿的体育锻炼很有必要。锻炼中要注意多做有氧运动，这样才有利于消耗脂肪。

　　有氧运动是指人体在氧气充分供应的情况下进行的体育锻炼。简单来说，有氧运动是指任何富韵律性的运动，其运动时间较长（约15分钟

或以上），运动强度在中等或中上的程度（最大心率之 75% ～ 85%）。

这种锻炼，氧气能充分燃烧（即氧化）体内的糖分，还可消耗体内脂肪，增强和改善心肺功能，预防骨质疏松，调节心理和精神状态，是健身的主要运动方式，如慢跑、骑自行车、游泳等都属于有氧运动。家长可以选择这些运动中的一两种让孩子坚持练习，以达到减肥及愉悦身心的目的。

当然，身为父母要以身作则，帮助孩子养成健身的好习惯，要了解孩子在学校是否有足够的体育锻炼时间，如果没有，就要通过校外锻炼进行弥补。孩子放学后要让他们远离电视或电脑，督促他们做一些户外运动等。

另外，长时间作息不规律，睡眠减少，会让我们的身体出现内分泌失调，而性早熟及身高增长也与内分泌密切相关。所以，性早熟的患儿要尤其注意养成规律且合理的作息习惯。家长要帮助患儿制定一套合适的作息时间表，并督促孩子执行。要保证充足的睡眠，晚上尽量在 10 点之前入睡，以使生长激素的分泌能达到峰值。作业太多当天无法完成的情况下，可以推迟到第二天早上完成，尽量不要频繁熬夜。

NO.6

药食同源，应该给孩子这样吃

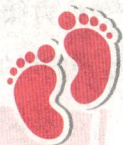

1 别给孩子"补"出性早熟

6岁的妞妞体质较弱，奶奶倍加心疼，将晚辈孝敬她的人参蜂王浆不断喂给孙女。半个月前，妞妞妈妈竟发现妞妞的乳头颜色突然变深，两个小乳房也隆了起来，更糟的是阴部还出现了黏糊糊的分泌物，到医院一检查，原来是性早熟。

性早熟是小儿常见的一种内分泌疾病，指女孩8岁以前、男孩9岁以前出现第二性征。男孩性早熟的最初表现是睾丸和阴茎增大，之后出现阴毛、痤疮、声音低沉和喉结突出，有阴茎勃起和胡须出现；女孩性早熟先出现乳房发育，继之阴毛生长和月经来潮，最后出现腋毛。性早熟患儿因体型、外表上与周围小伙伴不同，易产生自卑、恐惧和不安，精神紧张，影响其正常生活和学习。

滥用保健品、乱进补是造成儿童性早熟的主要原因。有些家长不分析儿童厌食的真正原因，盲目地给孩子服用可以增强食欲的保健品，如花粉、蜂王浆、人参等；有的家长希望孩子少生病，就让孩子长时间吃牛初乳，以提高免疫力。他们万万没有想到，这些保健品里的激素很快就把孩子给"催熟"了。

预防性早熟，应该从改善食品结构开始，尽量让孩子吃不含激素的绿色食品。应注意营养均衡，多吃海产品、蔬菜、水果，适当吃些粗粮，少吃洋快餐。不要给孩子吃蜂王浆、花粉、人参、鸡精之类的补品。日常饮食中，嫩鸡、人工养殖的虾一些是快速催熟的，可能含有激素，不宜让孩子多吃。如果孩子免疫力低下，容易反复生病，家长可以带孩子到医院看病，吃正规药厂生产的增加免疫力的药品。

孩子被确诊患性早熟后，家长应立即停止给孩子进补，恢复平常饮食，多吃新鲜蔬菜和水果，就可延缓第二性征的发育。同时，性早熟儿童平时要保证充足的睡眠，加强体育锻炼。尤其要加强下肢锻炼，如跳绳、跳皮筋、爬楼梯等，以利身高增长。家长除积极配合医生治疗外，还应给予孩子各方面的关心和爱护，并对其进行适当的性教育，使孩子了解自己疾病的真实情况，消除精神压力。

2 会让孩子性早熟的几类食物

（1）反季节水果：很多家长疼爱孩子，不惜花费给孩子买新鲜的水果吃，本以为新鲜的水果营养价值更高，殊不知一些光鲜的水果却是用"催熟剂"催出来的。其实，反季节水果本身是没有任何危害的，它们是在温室里通过大棚设施、提高室温等手段改变生长环境，从而让植物的成熟季节提前，并不是靠使用激素生长的。但为了增加产量。有些不法果农经常过量使用植物生长调节剂，即激素，这些激素可以促进果实发育、生长和早熟，使用激素后可增产20%左右。"催"出来的水果，虽然颜色可人，但里面的果肉还未成熟，营养成分也"缩水"。因此，这些"问题水果"不但营养价值不高，还会给身体带来很大危害，儿童要谨慎食用。

常见水果的成熟期：

草莓：在5月中下旬开始采摘，酸甜味道才浓厚。

杏成：熟期在5月下旬至7月中旬。

樱桃：成熟期在5月中旬到6月中旬。

桃：从6月中旬到10月初都有成熟。

李子：早熟品种6月上旬就开始上市，最好吃的品种应在8～9月成熟。

葡萄：玫瑰香葡萄8月下旬至9月上旬才进入成熟期，吃起来味道口感才会好。巨丰葡萄在9月上中旬才能上市。

枣：大多数枣成熟期在9月中下旬到10月上旬，大枣才有枣味，在此之前上市的枣又柴又木，口感不佳。

苹果：有些品种入伏后成熟，中晚期成熟的苹果"红星"9月底熟，"富士"系列到10月份才能上市。

梨：早熟品种8月上旬成熟，大多数梨在9月底或10月初上市。

（2）催长肉类：现在的市场上鸡鸭鱼肉应有尽有，其中很多家禽鱼虾也是被"促长剂"和"催肥剂"催大的。比如，本来应当是半年以上才能出栏的饲养鸡，一个多月就被宰杀了。这些快速出栏的鸡鸭都是用含有激素的饲料，如果喂食了这样的饲料，激素在促进生长的同时也集中在鸡鸭鱼虾的体内，孩子们每天吃这样的食物，最终造成性早熟的情况发生。临床资料表明，出现性早熟的儿童基本都是爱吃肉的孩子。

催化剂对人体的损害主要有两个方面：

1）催化剂含有大量的激素类成分：无论是植物性还是动物性食物，天然状态下都含有一定量的激素，只不过含量很少，不会对人体造成不良影响。而催化剂中的激素含量就高多了，这些激素成分进入了蔬菜、水果、肉类当中，如果孩子经常吃这些被催化的食物，便有导致内分泌紊乱的危险。

2）含有促使激素分泌的成分：催化剂中的这些成分使孩子体内的性激素异常分泌，导致性早熟出现。

（3）保健品未必保健康：目前，一些家长把孩子的成长寄托在一些增高、增智产品上。岂不知某些美其名曰的口服液、蛋白粉等营养品中含有一些类激素的成分，这些成分短期内的确有促进孩子长高的可能，但这种长高违背了自然规律，等到进入发育的高峰阶段，孩子反而不长了，并且出现性早熟现象。因此，我们建议家长，不能轻信广告，也不要盲目跟风。很多新产品的功效和可能出现的副作用我们都还不了解，不要花钱让自己的孩子成为新产品的"试验品"，很多问题和危害在短期内往往看不出来，等到我们发现时，常常令人懊悔不已。

中国药典有这样的相关说明：人参有肾上腺皮质激素的作用，长期服用人参有促性腺激素分泌的作用。蜂王浆有繁育的功能，花粉、蚕蛹含有一定量的激素成分或者促进性激素大量分泌的成分，这一类滋补品成人适量服用没有问题，但不适合给正处于发育期的儿童吃。

目前，给孩子补锌依然很流行，动物研究表明，锌在动物体内有明显的促发育作用。尽管过量补锌与儿童性早熟的关系还没有定论，但我们还是劝告家长不要给孩子超量补锌，以免引起不良问题出现。

（4）高热量、油炸食品为虎作伥：巧克力、奶油蛋糕、烤肉串、炸薯条、甜饮料等，这些食物都含有很高的热量，热量过高加上不爱运动，导致多余的热量会在儿童体内转化为脂肪，引发内分泌紊乱，便有可能导致性早熟。油炸食品使用的油经反复加热，高温使食用油氧化变性，也是引发性早熟的危险因素之一。根据多年的临床观察，性早熟确实与肉类饮食有关，长期的高蛋白、高热量饮食也有促进儿童性早熟的危险。

满足孩子的美食欲望往往是长辈表达情感的方式之一，率先购买特殊食品常常是父母增强孩子荣誉感的一种途径，而不了解发生儿童性早熟的原因、无从自我防范也是大多数家长的现状，这些都是导致儿童性早熟发生增多的家庭因素。

（5）如何对待豆类食品：豆类食品中的异黄酮含量是很低的，我们不要把食物当成药物。大量食用豆类食品造成性早熟，其实这个"大量"是一个想象值，迄今为止还没有试验证实。因此，适量吃豆类并没有危险。

专家提醒

以下这些做法十分必要，是主动避免不良因素影响孩子成长的最有效措施：

（1）孩子的饮食贵在均衡，并不是鸡鸭鱼肉吃得越多越有营养，这些动物性食物吃多了，会给孩子的身体造成极大的负担，后患无穷。

（2）不要购买外形和颜色很奇异的水果、蔬菜，尤其是反季节水果、蔬菜。

（3）通常情况下不适宜给孩子吃补品、保健品，如果有必要吃，也要经过营养师和医生的指导。

（4）做父母的应把学习营养知识、掌握科学的育儿方法、建立家庭饮食文化作为人生的重要课题，不断学习，不断交流，不断提高。

3 性早熟还与某些药物有关

诱发小儿性早熟的原因很复杂，其中不可否认的是饮食环节是最普遍的，特别是在某些善于服用进补药膳的地区，家长千万不可忽视！

孩子性早熟与一些大补类食品有关，包括冬虫夏草、人参、桂圆干、荔枝干、黄芪、沙参等。喜以药膳煲汤者，更要注意。中医指出，越是大补类的药膳，越会改变孩子正常的内分泌环境，造成身心发展的不平衡。

专家提醒

家长不能盲目给孩子服用大量大补的药膳汤羹，不但不能起到强身健体的功效，反而会把孩子"催起来"，导致性早熟。

4 肾阴不足的性早熟孩子饮食需要注意什么

这样的孩子除性腺发育提前外，多伴有颧红潮热，盗汗，头晕，烦热，舌红少苔，脉细数。肾为先天之本，肾的精气盛衰关系到生殖和生长发育能力，肾的阴阳平衡，维持机体内环境的协调和稳定，所以对于早熟的孩子，调节其肾脏的阴阳平衡很重要。对于肾阴不足的患儿饮食上要注意以下几点：

（1）对肾阴不足者较为有益的食物。

芝麻：甘平，有补肝肾、润五脏的作用。如《本草经疏》中就曾记载："芝麻，气味和平，不寒不热，补肝肾之佳谷也。"尤其是肾虚之人腰酸腿软，头昏耳鸣，发枯发落及早年白发，大便燥结者，最宜食之。

粟米：又称谷子、稞子。能补益肾气。《名医别录》及《滇南本草》中都说到"粟米养肾气"。明代李时珍还说："粟，肾之谷也，肾病宜食之，煮粥食益丹田，补虚损。"

豇豆：又称饭豆、长豆。性平，味甘，能补肾健脾，除脾虚者宜食外，肾虚之人也宜食用，对肾虚消渴、遗精、白浊，或小便频数，妇女白带，食之最宜。《本草纲目》这样记载："豇豆理中益气，补肾健胃，生精髓。"《四川中药志》也说它能"滋阴补肾，健脾胃，治白带，白浊和肾虚遗精。"

牛骨髓：有润肺、补肾、益髓的作用。《本草纲目》说它能"润肺补肾，泽肌，悦面"。对肾虚羸瘦、精血亏损者，尤为适宜。

枸杞子：性平，味甘，具有补肾养肝、益精明目、壮筋骨等功用。

何首乌：有补肝肾、益精血的作用，历代医家均用之于肾虚之人。

山药：性平，味甘，为中医"上品"之药，除了具有补肺、健脾作用外，还能益肾填精。凡肾虚之人，宜常食之。

海参：性温，味咸，为肾阴肾阳双补之品。故凡肾虚之人，皆宜食之。

干贝：又称江珧柱。性平，味甘咸，能补肾滋阴，故肾阴虚者宜常食之。

鲈鱼：又称花鲈、鲈子鱼。性平，味甘，既能补脾胃，又可补肝肾，益筋骨。

（2）肾阴不足者应忌吃或少吃的食物：芦荟、荸荠、柿子、生萝卜、生菜瓜、甜瓜、洋葱、辣椒、芥菜、丁香、茴香、胡椒、酱及白酒等。此外，凡辛辣刺激的食物都不宜食用。

5 肝郁化火的性早熟孩子饮食需要注意什么

这些患儿多伴有胸闷不舒，心烦易怒，嗳气叹息，大便秘结，舌红苔黄，脉弦滑数等。中医讲肝在五行中属木，木的性质是升散，不受遏郁，喜条达，恶抑郁，主疏泄，即人体肝脏犹如春升之气，具有条顺、畅达、疏通的特性。如果肝气郁结不疏泄，那么根据五行理论，木生火，就叫肝郁化火。平素应注意疏肝清热，解郁散结，要注意保养，清淡饮食，另外，要保持心情舒畅。

推荐食物

银耳：又称白木耳、雪耳、银耳子等，有"菌中之冠"的美称。具有强精、补肾、润肠、益胃、补气、和血、强心、壮身、补脑、提神、美容、嫩肤、延年益寿之功效。它能提高肝脏解毒能力，保护肝脏功能。银耳也是一味滋补良药，特点是滋润而不腻滞，具有补脾开胃、益气清肠、安眠健胃、补脑、养阴清热、润燥之功。

苦瓜：又名凉瓜，是葫芦科植物。气味苦、无毒、性寒，入心、肝、脾、肺经。具有清凉解渴、清热解毒、清心明目、益气解乏、平降肝火、益肾利尿的作用。苦瓜中含有多种维生素、矿物质，含有清脂、减肥的特效成分，可以加速排毒。

芹菜：富含蛋白质、碳水化合物、胡萝卜素、B 族维生素、钙、磷、铁、钠等，具有平肝清热，健脑镇静，祛风利湿，除烦消肿，清肠利便等功效。

菊花：甘、苦，微寒，入肺、肝经。有散风清热，平肝明目的功效。

推荐药膳

丹核佛片汤

配方：核桃仁 5 个，佛手片 6 克，丹参 15 克，白糖 50 克。

制法：将丹参、佛手煎汤，核桃仁、白糖捣烂如泥状，加入丹参、佛手汤中，用文火煎煮 10 分钟即成。

功效：疏肝理气，解郁安神。

用法：每日 2 次，连服数日。

玫瑰花烤羊心

配方：鲜玫瑰花 50 克，羊心 50 克。

制法：先将鲜玫瑰花 50 克（或干品 15 克）放入小锅中，加食盐、水煎煮 10 分钟，待冷备用。再将羊心洗净，切成块状，穿在烤签上，边烤边蘸玫瑰盐水，反复在明火上炙烤，烤熟即食。

功效：舒肝解郁，补心安神。

用法：可作点心食用。

枣仁煎百合

配方：鲜百合 500 克，酸枣仁 15 克。

制法：先将鲜百合用清水浸泡 24 小时，取出洗干净。将枣仁炒后，加适量水，煎后去渣，入百合煮熟即成。

功效：养血安神。

用法：每日 2 次。吃百合喝汤，每次 1 小碗。

桑椹茉莉饮

配方：桑椹 20 克，百合 20 克，茉莉花 5 克。

制法：桑椹、百合浓煎，将沸汤倒入装茉莉花之容器中，加盖 10 分钟，即可饮用。

功效：补血安神开郁。

用法：每日 1 剂，分早晚服食。

专家提醒

对于肝郁化火的性早熟患儿尤其应注意舒畅其情志，不要施加过多的压力，饮食以清淡为主，适量食用凉性的瓜果蔬菜有一定的益处，但要注意寒凉易伤脾胃，在饮食中可酌加山药顾护脾胃。

6 痰热互结的性早熟孩子饮食需要注意什么

这些患儿多形体偏胖，少动懒言，呕恶纳呆，面色淡黄而暗，眼胞微浮，容易困倦，身重不爽，喜食肥甘甜黏，舌体胖大，舌苔白厚腻，脉滑数。这类孩子饮食应注意以下几点：

（1）适宜痰热互结患儿食用的食物：芥菜、大头菜、木瓜、白萝卜、荸荠、紫菜、白果、大枣、扁豆、红小豆、蚕豆、包菜、山药、薏米、冬瓜仁、鸡肉、鲢鱼、鳟鱼、带鱼、泥鳅、黄鳝、河虾、海参、杏、荔枝、柠檬、樱桃、杨梅、石榴、槟榔、佛手、栗子等。此外，杏仁霜、莲藕粉、茯苓饼是不错的食补选择。

（2）生痰助湿的食物宜忌食：内有痰热者当忌辛辣生火助阳和肥甘油腻生痰助湿类食品，如麻辣烫、烤肉等，但并非禁忌荤食。肉、牛奶、鸡蛋等易生痰，应适量食用。应限制食盐的摄入，不宜多吃肥甘油腻、酸涩食品。体质内热较盛者，禁忌辛辣燥烈、大热大补的食物。

专家提醒

内有痰热者首应戒除肥甘厚味，且最忌暴饮暴食和进食速度过快。应常吃味淡性温平的食品，多吃些蔬菜、水果，尤其是一些具有健脾利湿、化瘀祛痰的食物，更应多食。饮食上宜清淡少油。

7 几款营养又健康的食谱

虾皮紫菜蛋花汤

原料：虾皮、紫菜、鸡蛋、姜末、香菜、香油、精盐、葱花。

制作方法：

（1）虾皮洗净，紫菜撕成小块，香菜择洗干净切小段。

（2）鸡蛋一个，打散备用。用姜末炝锅，下入虾皮略炒，加水适量，烧开后淋入鸡蛋液。

（3）随即放入紫菜、香菜，并加香油、精盐、葱花适量即可。

适用人群：婴幼儿食用。

健康提示：此汤口味鲜香，含有丰富的蛋白质、钙、磷、铁、碘等营养素，对宝宝补充钙、碘非常有益。

蔬菜粥

原料：牛肉 20 克，大米 1/3 杯，胡萝卜、洋葱若干，香油、酱油若干。

制作方法：

（1）大米洗净用水泡好，牛肉、胡萝卜、洋葱切碎。

（2）用香油把牛肉在锅里炒一下，再入泡好的大米炒制。

（3）将大米炒至一定程度后加入胡萝卜和水，用文火煮烂，再用酱油调味。适用人群：1～3岁宝宝。

白芍柴胡枯草茶

原料：柴胡5克、黄芩5克、白芍10克、橘核10克、夏枯草10克、连翘10克、白芥子10克、青皮10克、麦芽10克。

制作方法：将原料浸泡滤洗后，一同放入锅中熬制成水即可。

服用方法：每日1剂，连服5剂或7剂左右时，乳核一般会开始缩小消失。

雪梨蜂蜜苦瓜汁

原料：苦瓜一根、雪梨一个、蜂蜜一勺、凉开水两勺。

制作方法：

（1）将苦瓜放入冷藏室或冷冻室冰镇一下，这样做出的苦瓜汁味道没那么苦，苦瓜洗净后对半切开，用勺子将瓜子和瓜瓤去掉，将苦瓜切成小块。

（2）苦瓜块放入搅拌机中，加两勺水打成汁。

（3）雪梨去皮切成小块，放入搅拌机打成汁。

（4）将梨汁和苦瓜汁配在一起，然后加1勺蜂蜜即可，如果还觉得苦，可以多加一点蜂蜜。

适用人群：适用于有阴虚火旺、肝郁化火证候的患儿。

苦瓜薏仁排骨汤

原料：薏米仁、排骨、苦瓜、八角、生姜、葱、盐、料酒。

制作方法：

（1）将薏米仁用清水泡发2个小时左右。

（2）将苦瓜去除白色内膜和子，切成小块。

（3）水烧开，放入洗净的排骨，加入八角、生姜、料酒汆烫几分钟。

（4）将汆烫好的排骨洗净，和泡好的薏米仁、生姜片、葱段一起入锅，一次性加足水，大火烧开后转中小火煲 2 ～ 3 个小时。然后加入苦瓜继续煲制 20 ～ 30 分钟，加入盐调味即可。

适用人群：适用于有肝肾阴虚证候的患儿。

红豆薏米粥

原料：薏米 150 克、红豆 250 克、枣（干）25 克、仙鹤草 10 克、白砂糖 30 克。

制作方法：

（1）将薏米、红豆以温水浸泡半日．

（2）用纱布将仙鹤草包好。

（3）大枣去核浸泡。

（4）将薏米、红豆、仙鹤草、大枣一同放入锅中。

（5）加水煮成稀粥，最后撒上糖调味即可。

适用人群：内有痰热的孩子较为适宜。

鲫鱼薏米萝卜汤

原料：鲫鱼 1 条（约 100 克），薏米 15 克，萝卜 50 ～ 100 克。

制作方法：

（1）去除鲫鱼的鳞和内脏，洗净，萝卜切片。

（2）将鲫鱼与萝卜片放入 300 毫升水中，与薏米一起煮汤，调味后即可食用。

适用人群：鲫鱼有补脾利水的功效、萝卜有消食化痰的作用，与健脾化湿的薏米相配，能起到益气健脾、化湿利水的功效。适宜内有痰热的孩子食用。

叶菜类蔬菜，特别是深色、绿色蔬菜，如菠菜、芹菜等营养价值最高。主要含有维生素C、B族维生素和胡萝卜素，并含有较多的叶酸及胆碱，无机盐的含量较丰富，尤其是铁和镁的含量较高。

8 孩子可以长期服用蜂蜜吗

蜂蜜味甘、性平，具有补脾肺气，润肺止咳，缓急止痛，通便，解毒作用，是一种营养丰富的食品。蜂蜜中的果糖和葡萄糖容易被人体吸收，另外还含有其他多种人体不可或缺的微量元素，广受青睐。儿童服用可以补中益气，润肠通便，提高机体免疫力。

蜂蜜虽然是保健滋补佳品但要注意适用人群和食用方法：

（1）婴儿不宜吃蜂蜜：蜂蜜在酿造、运输和存储过程中，易受到肉毒杆菌的污染。婴儿由于抵抗力弱，食入肉毒杆菌后，会在肠道中繁殖，并产生毒素，而肝脏的解毒功能又差，因而易引起肉毒杆菌性食物中毒。食用蜂蜜中毒的婴儿会出现迟缓性瘫痪，哭声微弱，吸奶无力，呼吸困难。小于6个月的婴儿更容易感染此病。中毒症状常发生于吃完蜂蜜或含有蜂蜜的食品后8～36小时，症状常包括便秘、疲倦、食欲减退。

（2）蜂蜜的食用禁忌：豆浆、蜂蜜不宜一起冲食，蜂蜜中含有少量的有机酸，当它与豆浆中的蛋白质结合后，会产生变性沉淀，人体是无法吸收的；蜂蜜与鲫鱼同食会中毒。另外，虚寒体质的人要用热水冲服

（水温不宜过高），火旺的人应用冷开水冲兑。

专家提醒

　　家长为孩子选购蜂蜜时要慎重，可以为孩子选择去除不适宜儿童成分的儿童蜂蜜，但要注意不可长期过量服用。

小儿性早熟

NO.7

预防、养护与康复

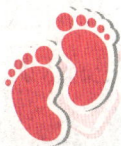

性早熟儿童由于青春发育提前出现，使得本来属于此期的年龄特征及性格，如开朗活泼、思想单纯、好学多问、兴趣范围广、积极学习和参加体育文化活动等，受青春期提早到来而打乱，随着青春期到来，生理上的急剧变化，使他（她）心理上也产生改变，希望尽快进入成人世界，让自己扮演一个新角色，得到别人的新评价，而由于他们年纪轻，在这种新追求中会遇到种种困难。由于性成熟，部分人产生对异性的兴趣和好奇及与之相关的一些情绪、情感体验，但又不能公开表现这些欲望，渐渐出现受压抑，有时强求不达而引起强迫性冲动。某些儿童对身体的变化觉得害羞，不愿参加集体活动，逐渐出现社交退缩。可见，性早熟儿童在抑郁、社交退缩、违纪、分裂强迫等方面的行为问题的发生率较正常儿童高，这也说明了性早熟儿童存在着心理和行为问题的变化。因此，医务工作者在诊疗儿童性早熟时既要达到改善他（她）们的最终身高，同时也要联合家庭和学校关心他（她）们心理行为上的每一个改变，及时教导及指导他们正确认识，防止心理和行为的偏向。

1 预防性早熟，从日常生活做起

家长们应该如何注意孩子的性早熟呢？专家表示，家长应该多留心观察孩子是否第二性征发育过早。

孩子的个头突然蹿了起来，有些家长还沾沾自喜。其实，10岁以前孩子的身高增长突然加速，往往是性早熟的一个信号。此时，家长应该及时带孩子去医院咨询、就诊。平日里，家长最好随时记录孩子生长发育的情况，比如，给孩子记录成长日志，在墙上或冰箱上做一个简单的标尺，每隔两三个月给他们量量身高，如果发现孩子一下子长了不少，就应到医院检查。女孩的家长更要细心观察，给孩子洗内裤时，如果有分泌物痕迹，也要带她们到医院检查。

附：0～10岁儿童体重、身高参考值

年龄	体重（千克）		身高（厘米）	
	男	女	男	女
出生	2.9～3.8	2.7～3.6	48.2～52.8	47.7～52.0
1 月龄	3.6～5.0	3.4～4.5	52.1～57.0	51.2～55.8
2 月龄	4.3～6.0	4.0～5.4	55.5～60.7	54.4～59.2
3 月龄	5.0～6.9	4.7～6.2	58.5～63.7	57.1～59.5
4 月龄	5.7～7.6	5.3～6.9	61.0～66.4	59.4～64.5
5 月龄	6.3～8.2	5.8～7.5	63.2～68.6	61.5～66.7
6 月龄	6.9～8.8	6.3～8.1	65.1～70.5	63.3～68.6
8 月龄	7.8～9.8	7.2～9.1	68.3～73.6	66.4～71.8
10 月龄	8.6～10.6	7.9～9.9	71.0～76.3	69.0～74.5
12 月龄	9.1～11.3	8.5～10.6	73.4～78.8	71.5～77.1
15 月龄	9.8～12.0	9.1～11.3	76.6～82.3	74.8～80.7
18 月龄	10.3～12.7	9.7～12.0	79.4～85.4	77.9～84.0
21 月龄	10.8～13.3	10.2～12.6	81.9～88.4	80.6～87.0
2 岁	11.2～14.0	10.6～13.2	84.3～91.0	83.3～89.8
2.5 岁	12.1～15.3	11.7～14.7	88.9～95.8	87.9～94.7
3 岁	13.0～16.4	12.6～16.1	91.1～98.7	90.2～98.1
3.5 岁	13.9～17.6	13.5～17.2	95.0～103.1	94.0～101.8
4 岁	14.8～18.7	14.3～18.3	98.7～107.2	97.6～105.7
4.5 岁	15.7～19.9	15.0～19.4	102.1～111.0	100.9～109.3
5 岁	16.6～21.1	15.7～20.4	105.3～114.5	104.0～112.8
5.5 岁	17.4～22.3	16.5～21.6	108.4～117.8	106.9～116.2
6 岁	18.4～23.6	17.3～22.9	111.2～121.0	109.7～119.6
7 岁	20.2～26.5	19.1～26.0	116.6～126.8	115.1～126.2
8 岁	22.2～30.0	21.4～30.2	121.6～132.2	120.4～132.4
9 岁	24.3～34.0	24.1～35.3	126.5～137.8	125.7～138.7
10 岁	26.8～38.7	27.2～40.9	131.4～143.6	131.5～145.1

小儿身长预测成年时身高法：

（1）男性身高 = 出生时身长（厘米）÷0.2949；女性身高 = 出生时身长（厘米）÷0.3109。

用此公式要注意：只适用于正常足月新生儿，测量身长数据时如能精确到0.1厘米，身高的预测将更准确。

（2）男性身高 =3岁时身高 ×0.545+ 父母平均身高 ×0.544+37.69（厘米）；女性身高 =3岁时身高 ×0.545+ 父母平均身高 ×0.544+25.63（厘米）。

（3）人体标准身高预测公式（遗传法则）：男性身高 =（父亲身高 + 母亲身高）×1.08÷2（厘米）；女性身高 =（父亲身高 ×0.923 + 母亲身高）÷2（厘米）。

上述公式大体上符合"高加高生高，高加矮生高，矮加矮生矮"的遗传学原则。

此外，日常生活中还要注意：

（1）适当控制饮食：避免营养过剩，尤其避免油脂多的食物，少吃甜食，但要保证蛋白质的摄入量，并应多吃些蔬菜水果，需要注意的是，让孩子避免进食可能含有性激素的营养品，也不要使用含有性激素的护肤品。

（2）增加体育活动：尤其要加强锻炼下肢，每天应保证30分钟以上的运动时间，运动项目可选跑步、爬楼和跳绳。

（3）保证充足睡眠：每晚应有八九个小时的高质量睡眠，以保证垂体在夜间能分泌足量的生长激素。因为生长激素对身高的快速增长有重要的促进作用。

2　儿童性早熟的健康教育

　　儿童性早熟的健康教育包括心理和生理两方面的教育。首先，针对性早熟患儿易发生心理和社会适应行为的问题，在健康教育中，我们通过讲座、发放资料、座谈及个别辅导等形式分别对家长和患儿进行教育，使患儿了解身体出现的变化不过是生理性发育的提前到来，解除其害羞、不安等思想顾虑。针对家长，我们尽量教会他们要特别关注孩子的心理变化，帮助孩子适应自己身体成熟变化，避免怀孕等不测事件。面对性早熟患儿"性意识"表现强烈，家长不要盲目责难，也不要听之任之，而应想办法转移他们的想象力和注意力，培养多方面兴趣，在合适的时候，引导孩子了解正确的性知识，使患儿恢复相应年龄正常的心理状态。

　　绝大多数性早熟患儿可以通过正规的临床治疗达到理想身高，可见早期发现、及时治疗性早熟非常重要。及时有效的治疗不仅可以阻止第二性征的进一步发展，逆转已存在的第二性征，使患儿获得正常的心理状态及期望达到的成人期身高，还可通过性早熟的诊治，发现和治疗引起性早熟的原发病。对假性性早熟和部分性性早熟患儿，一般不需药物治疗，通过解除病因，性早熟的现象自然会消失。对确诊为真性性早熟的患儿，一般需采用抑制下丘脑–垂体–性腺轴功能的药物注射治疗，对于这样的患儿，健康教育除了基本内容以外，还必须强调坚持按医嘱治疗的重要性，并把治疗方案详细介绍给患儿和家长，使他们积极配合治疗，认真执行治疗计划，治疗期间注意观察其性征的变化，按时到医院进行复查。

良好的生活方式有助于病情的控制及促进身高的增长。饮食上避免食用油腻食物，少吃甜食，多吃水果蔬菜，避免食用含性激素的滋补营养品。性早熟儿童平时要保证充足的睡眠，每晚应有9小时左右的睡眠，以保证机体分泌足量的生长激素。加强体育锻炼，尤其要加强下肢锻炼，如跳绳、跳橡皮筋、爬楼梯等，每天应保证有30分钟左右的运动时间，以促进身高增长。

3 性早熟防治措施

（1）早期发现，早期治疗：家长除掌握必要的医学知识外，平时应多留心观察孩子是否有第二性征过早出现、10岁以下的孩子身高增长突然加速等现象，一旦发现未到青春期年龄，女孩月经来潮，乳房隆起，阴毛增生，男孩提前出现遗精，睾丸、阴茎增大，声音变粗，胡须、阴毛出现，应及时前往正规医院就诊，作出及时诊断，积极采取病因治疗。有肿瘤者要及早手术切除，甲状腺功能减退者用甲状腺激素治疗，先天性肾上腺皮质增生者用糖皮质激素治疗，特发性性早熟者，可用促性腺激素释放激素类似物及孕酮衍生物和醋酸氯羟甲烯孕酮，方能取得较好效果。一般说来，轻度性早熟可采用中药，如知柏地黄丸、大阴补丸及其他汤药治疗，中度以上及真性性早熟则可在医师指导下用孕激素、促性腺释放激素类药品治疗。

（2）改变饮食结构和饮食习惯：适当调整饮食结构，避免营养过剩，少吃肉类和油炸食品，不吃或少吃催熟剂培育的蔬菜、水果，避免植物类激素在机体内蓄积。要多食绿色食品，绿色植物食品含有多种氨基酸、矿物质和微量元素，能促进骨骼发育和肌肉的生长，有利于身体新陈代谢，有利于污染物的排出，防止类激素的影响。

（3）治理环境污染：环境保护是我国的一项基本国策。全社会要增强环境保护意识，要积极研究和制定对策，采取积极有效的措施，积极做好环境保护工作，遏止环境的进一步恶化，保护儿童身心健康，拯救早熟儿童，杜绝早熟现象的发生。

（4）避免滥用药物和滋补食品：有些家长为了让孩子长高和变聪明，长时间给孩子服用一些滋补食品，其结果反其道而行之，不但没长高，没有提高智力水平，相反女孩子提前来月经，乳房隆起，阴毛增生，男孩睾丸增大，出现胡须、阴毛或遗精，造成性早熟。因此，必须控制和避免滥用或不合理使用药物和保健品，使儿童正常生长发育。

（5）重视儿童早期教育：要让儿童早期接受健康文化教育，接受传统的中华美德教育，不接触并摒弃各种色情文化，净化儿童心灵，提高精神境界。在儿童性意识萌动之前进行性心理健康教育，培养儿童具有科学的性知识和伦理道德，从而渐渐地陶冶其性情、涵养和气质，使其成为具有高尚人格的孩子。

性早熟应该以预防为主，应注意如下方面：

（1）保证饮食营养平衡，并尽量从天然的动、植物食物中直接摄入营养。避免摄入含有性激素的食物及药物，也尽量不要吃含有激素的滋补保健食品。对部分"儿童增智"滋补品的实验证明，其中确实含有性激素。人参和蜂王浆、鸡胚、冬虫夏草等，如果不当使用，都可引发儿童性早熟。

（2）孕妇及乳母不要用含性激素的补品及护肤品。应将避孕药放在孩子拿不到的地方，避免孩子误服。

（3）适当控制饮食，尤其要避免食用含油脂多的食品，少吃甜食、洋快餐，宜多吃时令新鲜蔬菜和水果。营养过剩，脂肪过多，易促进性发育。

（4）增强体育锻炼，同时在夏季注意减少紫外线的照射，过多的紫外线照射可能促进性发育。

（5）避免各种传媒的不良影响。

4 性早熟女童的家庭治疗与护理

（1）药物治疗的护理：醋酸亮丙瑞林为促性腺激素拟剂，是目前治疗特发性中枢性性早熟有效的药物之一，可使性激素水平下降，第二性征消退，并有效地延缓骨骼的成熟，防止骨骺过早融合，有利于改善患儿的最终身高。由于该药物作用于垂体-性腺系统，因此要根据患儿家属的心理状态、文化程度等方面的差异，有针对性地向患儿及其家长介绍该病的相关知识，药物的机理、疗程和副作用，疗效的自我观察，尤其是首次用药后可导致临床症状的一过性加重、可出现阴道出血等情况，以消除患儿及其家属的焦虑心理。另外，醋酸亮丙瑞林在延缓骨骼成熟的同时也会使身高增长减慢，因此也要向家长进行详细说明与引导，打消他们的顾虑，争取他们主动支持与配合治疗。未按医嘱注射药物或2次注射相隔时间长于5周是导致患儿病情加剧的常见原因，因此，应督促患儿及其家长要严格遵守医嘱，按时注射药物。随着孩子年龄增长，性腺功能逐渐活跃，春夏季节与秋冬季节生长速度不同，要结合检查结果和疗效，及时调整药物剂量，以保持病情处于缓解状态。另外，对于骨矿含量和骨密度低于同龄儿的患儿，应告知家长及时补充足够的钙剂和维生素D，以改善其骨质的发育。

（2）运动治疗的指导：经常性的有氧运动可引起促生长素轴产生有利于生长的改变，在不抑制性腺功能的前提下，对ICPP女孩产生有效的促生长效应，实现生长和成熟的正平衡，是改善成年身高的有效辅助干预手段。由于儿童天性好动和自制力差，因此运动治疗需要家长的督促。在运动时，可组织小朋友进行运动比赛，以增加运动的趣味性。对能坚持运动、身高增长良好的患儿给予鼓励，以提高患儿运动的积极性和对治疗的自信心。在与家长的交流中，需要根据不同的实际情况，制定不同的运动治疗方案，以达到辅助治疗的目的。

（3）心理治疗与护理指导：性早熟可导致患儿心理压力增加，甚至可表现为一系列心理问题。如果患儿不能正确理解自己与同龄人身体上的差异，或者受到取笑及嘲弄，加上心理承受能力和调节能力较差，他们会为自己身体的变化感到难为情或羞耻，甚至会演变成自卑、自闭等心理问题，更有甚者会产生攻击性或破坏性行为。因此，必须重视为患儿及其家属提供咨询和心理指导，让患儿父母配合进行解释和安慰，给患儿创造一个温暖和谐的家庭环境，并进行必要的青春期教育。由于醋酸亮丙瑞林的疗程可长达几年，患儿的心理压力大，应对患儿倍加体谅和理解，关心和尊重患儿，以赢得她们的信赖。与家长配合，细致解释坚持治疗的重要性，帮助她们克服自卑心理，重新建立自信，正确看待并坚持接受治疗，以达到身心健康的治疗目的。

（4）饮食治疗与护理指导：饮食是 ICPP 的一个重要促进因素。为了更好地进行治疗，要求患儿及其家长必须重视饮食管理，并给予恰当的指导，制定合理的饮食方案。遵循的原则如下：①避免摄入含有性激素类的食物或药物，禁食人工养殖的动物性食品。另外，一些滋补品，如人参、蜂王浆、蚕蛹、花粉等均含有较多性激素，甚至是促性腺激素样物质，这些食物或药物也要禁止患儿摄入。②纠正不良的饮食习惯，食物要多样化、均衡化，多吃新鲜的蔬菜水果、蛋类、豆制品、富含钙和维生素 D 的食物，按比例进食各种营养食品，以满足孩子生长发育的需要，尽量少吃洋快餐、油炸食品等。③适量饮食，避免摄入太多高蛋白、高热量的食物。要求家长根据自己孩子的具体情况和特点，帮助她们找出可能的原因，采取相应的措施，制定合适的饮食治疗方案。

（5）日常生活护理：儿童长时间看电视会引起褪黑素分泌减少，可导致青春期提前。另外，社会文化的多元化、公开化发展，各种传媒中与性有关的内容明显增多。这些信息常给儿童带来强烈的心理刺激，造成下丘脑－垂体－性腺轴的启动相应提前，并可能引发一系列的心理问题。因此，在 ICPP 患儿日常生活的护理中，需要家庭和社会的共同努力，为儿童提供和睦、温馨、健康的家庭和社会环境，引导患儿以学习为主，空余时间多进行一些有意义的活动与锻炼，避免长时间看电视、上网玩游戏等。

5 性早熟的孩子可以吃牛初乳吗

有些报道称牛初乳中含有激素，可能导致孩子性早熟，这是真的吗？孩子可以服用牛初乳吗？

牛初乳即母牛产犊后 3 天内的乳汁，与普通的牛乳不同，牛初乳蛋白质含量较高，而脂肪和糖的含量却较低。近年来发现，牛初乳中不仅含有丰富的营养物质，而且含有大量的生长因子和免疫因子，如乳铁蛋白、免疫球蛋白、溶菌酶、类胰岛素生长因子、表皮生长因子等，经科学实验证明，牛初乳具有免疫调节、促进生长发育、改善胃肠道、抑制多种病菌、改善衰老症状等一系列生理活性功能，被誉为"二十一世纪的保健食品"。

有关牛初乳中含有的生长因子，因为可能导致宝宝出现性早熟，一直颇有争议。其实，该生长因子属脂溶性物质，在牛初乳生产过程中已经通过脱脂技术去除了。只要选择经过国家标准检测的合格品牌，就很安全了。牛初乳含有大量对宝宝有益的物质，它除了含有丰富的免疫球蛋白，可清除肠道致病细菌，促进有益细菌生长，预防肠道疾病发生，同时免疫球蛋白、抗炎因子、巨噬细胞等免疫物质能增强抵抗力，减少感冒、肺炎、腹泻等疾病的发生几率。所以，家长不用担心，可以给孩子适当补充牛初乳来增强体质。

6 补钙可以帮助性早熟的孩子长高吗

家长都知道孩子从小要补钙，那么，首先要弄清楚为何要给婴儿补钙，在哪些情况下要补钙和如何正确补钙。在人体内，含有多种矿物质，其中钙是含量最多的一种。人的骨骼和牙齿之所以较硬，主要是里面含有较多钙质的关系，钙是构成骨骼和牙齿的主要成分。婴儿如果缺钙，牙齿生长发育会延迟，有些小儿2岁多还不长牙齿，骨骼也会变软，严重的形成软骨症、"O"形腿或"X"形腿。此外，在神经传导、肌肉运动、血液凝固和新陈代谢等方面都需要钙质的参与。婴儿正处于骨骼和牙齿生长发育的重要时期，对钙的需要量比成人多。因此，就要及时而适当地给婴儿补充钙质。

青春前期和青春期的青少年，虽然对钙的需要量大于幼儿和学龄前儿童，但单纯补钙并不能明显改善身高，均衡营养、合理运动才是保证儿童骨健康最切实有效的途径。加之性早熟的孩子影响身高的主要原因是内分泌功能紊乱所致的生长机制提前启动，骨骼干骺端闭合较快所致，并不是因为缺钙引起的。

一个人的身高，除了遗传因素外，还必须有健全的内分泌系统以及维生素D和钙等的协同作用，才能保障骨骼的充分生长。婴儿和青春期儿童骨骼生长最快，钙储存量最多，保证钙摄入量是必要的，但过量补钙、重复补钙、大量服用维生素D等做法并不科学，不但影响儿童消化系统，易出现厌食、便秘及胀气，甚至可能患上结石。同时，高钙摄入还会影响铁、锌、镁等元素的吸收，对于贫血以及缺锌的孩子影响就更大。因此，对于3岁以上的正常儿童，建议多做户外运动，增强体质，配合阳光的作用促进钙的吸收。

7 "早熟"的三种表现方式

（1）生理早熟：即生理发育比一般儿童要快，第二性征出现较早。对这类儿童，首先要有意识地控制营养摄入量，注意膳食结构的平衡与合理。其次，还要关心其心理发展状况，及时进行青春期知识教育，消除其因生理早熟而导致的紧张心理。

（2）智能早熟：即很早就表现出超出正常儿童智力水平的"天才"儿童。这类儿童往往在某一方面表现出超过其他同龄孩子的特殊能力，对这类孩子教育的重点是根据他的能力特点和兴趣进行教育培养，而不要一味地要求孩子好上加好，给孩子过多的压力，那样反而会抹杀他的兴趣，不利于智能的进一步发展。

（3）社会早熟：这类儿童在社会生活能力或交往能力等方面较成熟，

而在其他方面较幼稚。如有的孩子在学校中一直是"小干部"，工作能力很强，但在家中却不会做哪怕最简单的家务，生活自理能力差。也有的孩子由于种种原因，从小离开父母独立生活，能力较强，但信心不足，常有自卑感。对于这类儿童，应根据实际情况对其发展相对滞后的能力或个性进行有针对性的弥补，以促使其全而发展。

8 三管齐下远离性早熟

预防孩子出现性早熟，父母一定要管住孩子的口、眼、手。

（1）口：少给孩子吃蚕蛹、蜂王浆等补品，避免给孩子吃受激素污染的反季节水果、禽类脖颈等，尽量不给孩子吃太油腻的食物，因为胖孩子性早熟发生率更大。

（2）眼：避免不良文化的刺激，有意识地切断各种"少儿不宜"。

（3）手：把药品、化妆品放在孩子拿不到的地方。使用成人化妆品也是促使婴幼儿早熟的重要原因之一。

9 青春期发育提前与女童行为异常的关系

既往研究表明，性早熟女孩更注重身体上与同龄儿童的差别，因此增大的乳房使她们感到不安及害羞，产生了诸如社交退缩、体诉及焦虑、抑郁等行为问题。乳房 Tanner Ⅱ 期的女孩明显感觉到身体变化，发育至 Tanner Ⅲ 期及以上，外衣遮不住显现明显的乳房，与同龄儿童的差别使其更加不安，易产生心理行为异常。此即 Tanner 分期与抑郁、社交退缩、体诉、违纪、内向因子、外向因子的相关性。

应该重视青春期发育提前女童的心理变化，为患儿及其家庭提供咨询。真性性早熟女童如果不经治疗，很难处理过早的月经初潮。如果患儿不能很好地理解自己与同龄人身体上的差异，或者受到取笑及嘲弄，可产生行为问题。

10 性早熟患儿的心理护理

（1）3岁以下：3岁以下的患儿常常由于乳腺发育、月经来潮等的出现，引起家长的警觉，前来就诊。

1）一般两三岁的孩子可以听懂大人的言语。但对性早熟这个疾病还没有意识。他（她）们只是说："妈妈说我病了，所以带我来医院"。这个年龄段的孩子，"性早熟"疾病对其心理暂时没有太大的影响。

2）家长一定要注意保持孩子的卫生。由于性早熟女孩常有月经来潮，而3岁以内的孩子常不明白自己为什么会流血而感到害怕。这时，家长特别是母亲要注意为孩子做好经期卫生和护理，勤换内裤，防止泌尿系统感染，并要安慰孩子，而不能用"因为你不听话，所以会流血"等话语来吓唬孩子，也避免其他同龄孩子嘲笑患儿，以免孩子从小便觉得"别人都不喜欢我"，而养成自卑、内向、孤僻的性格。

3）由于孩子小，小孩的心理与行为深受其家庭的影响，更多的心理护理实际上是针对家长，医生要多向家长介绍该病的相关知识、治疗和护理。因为患儿的长期护理工作需要家长来做，医生要定期随访，了解孩子的生长、发育、心理状况。

（2）3～7岁：这个阶段的孩子处于"似懂非懂"的时期，他们的心理上有很大的发展，情感活动具有易变性和冲动性特点。但他们已开始能控制自己的情感外露。此期做好孩子的心理护理对其个性的形成和健全人格的培养有重要影响。

1）对患儿，可以逐步教其自己注意个人卫生。上幼儿园的孩子，要与幼儿园的老师取得联系和帮助。尤其是女孩月经来潮时要注意避免感染，并尽量使孩子不要觉得自己与其他孩子有太大差异。如其他小朋友发现异常，幼儿园老师只需简单地说"这位小朋友生病了，大家都要关心帮助她"就可以了。对性早熟的男性患儿，男性乳房女性化发育的患儿或男性第二性征提前出现者，也要尽可能简单地告诉孩子"因为你现在生病了，所以你和别的孩子不一样，等你长大以后，这病就好了，你就会和别的孩子一样了"。不要孤立孩子，尽可能减少孩子的心理压力。

2）3岁以上的孩子已处于性萌动期，对性的概念有了初步认识，好奇心强，尤其是性早熟的患儿，生理上虽然出现了早熟，可心理上并没有早熟，家长要多关心、体贴孩子，消除其紧张情绪，培养其乐观、合群的性格。

（3）7岁以上至青春期：这个年龄段的儿童逐渐懂事了，能更加细致地分析综合外界事物，并增强调控自己行为的能力。此期孩子的想象力还比较简单和贫乏，情感还不够稳定，控制情感的能力还不够，仍然比较容易兴奋，偏向于顽皮好动。

1）由于儿童的语言未完全发展，常不善于描述自己的情绪、困难或心理问题。有些大人用来描述心理状态的抽象字句，如焦虑、不安等，孩子往往不懂得，所以询问时，最好问孩子什么事害怕或不高兴。而且对7岁以上的孩子，可以采取直接交谈的方式，了解孩子的心理状况和情绪上的波动。

2）这个阶段的孩子已经上学，可以自己处理个人卫生，当女孩月经来潮时，应指导孩子使用卫生用品并尽量避开同学。这个年龄的同学往往好奇、多动，当发现同伴中谁和他们不一样时，就会十分兴奋，哄闹并嘲笑、疏远、孤立该患儿，给患儿的身心造成压力和紧张，形成孤僻、自卑、内向的性格。

3）当孩子第二性征出现时，会很敏感地发现自己和周围同伴的差异，这个阶段的儿童心理发展较快，并十分重视周围人对自身的看法，对他（她）们所提出的有关疾病的问题，可以简单而明确地告诉他们，单纯的性早熟实际上是他们比别的孩子发育早、长得快，等过了几年到青春发育期，别的孩子都开始发育了，也就见怪不怪了。如果没有其他疾病，如垂体肿瘤等合并症存在，今后对孩子最大的影响就是最终身高要低于同龄的孩子。家长除了要积极配合治疗，尽可能弥补孩子今后身高发育上的不足以外，还要多增强孩子的心理承受能力。